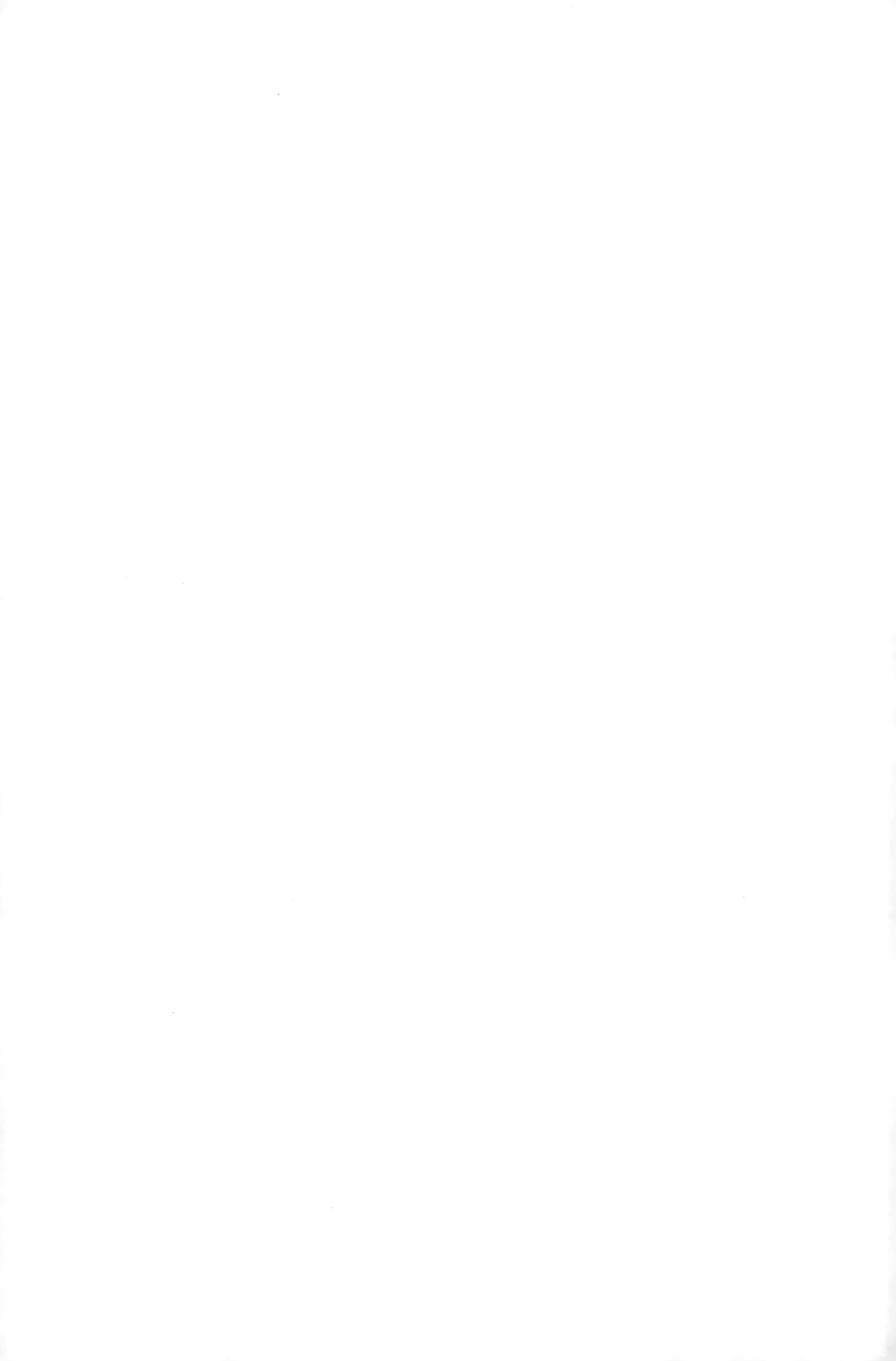

中国医师协会中西医结合医师分会内分泌与代谢病
专业委员会组织编制

糖尿病中医治疗
——方药应用指南

倪　青　主编

科　学　出　版　社
北　京

内 容 简 介

本指南遵循中医临床实践指南制定的原则与方法，根据临床应用证据和现代中药药理学知识，对治疗糖尿病有效的降糖单味中药、复方和中成药进行系统评价、荟萃分析，通过同行专家会议形成共识，确定临床推荐使用的中药功能主治、适应证、剂量和使用注意事项。重点在糖尿病治疗的单味药应用方面，按照现代药理成分分类，包括多糖类、生物碱类、皂苷类、黄酮类、萜类、挥发油、多酚类、不饱和脂肪酸类、氨基酸和肽类、微量元素、维生素类，每味药按照性味与归经、功效与主治、主要成分、降糖机制、临床用法进行证据排序，以指导临床应用。本指南是应用现代中医药成果治疗糖尿病的指导性文献。

本指南可供临床医师、医学生、科技工作者，在临床应用中医药治疗糖尿病时参考使用。

图书在版编目（CIP）数据

糖尿病中医治疗：方药应用指南 / 倪青主编. —北京：科学出版社，2024.1

ISBN 978-7-03-078015-7

Ⅰ. ①糖…　Ⅱ. ①倪…　Ⅲ. ①糖尿病-中医治疗法　Ⅳ. ①R259.871

中国国家版本馆 CIP 数据核字（2024）第 006767 号

责任编辑：鲍　燕 / 责任校对：郑金红

责任印制：赵　博 / 封面设计：陈　敬

科学出版社出版

北京东黄城根北街 16 号

邮政编码：100717

http://www.sciencep.com

三河市春园印刷有限公司印刷

科学出版社发行　各地新华书店经销

*

2024 年 1 月第　一　版　开本：787 × 1092　1/16

2024 年10月第二次印刷　印张：10

字数：238 000

定价：59.00 元

（如有印装质量问题，我社负责调换）

本书编委会

主　　编　倪　青　中国中医科学院广安门医院

副 主 编　（按姓氏笔画排序）

马　丽　新疆维吾尔自治区中医医院
方朝晖　安徽中医药大学第一附属医院
白　煜　中国中医科学院广安门医院
朴春丽　广州中医药大学深圳医院
刘　超　江苏省中西医结合医院
刘树林　广州中医药大学第一附属医院
张润云　中国中医科学院广安门医院
陆　灏　上海中医药大学附属曙光医院
陈　秋　成都中医药大学附属医院
陈世波　中国中医科学院广安门医院
钱秋海　山东中医药大学附属医院
高天舒　辽宁中医药大学附属医院
高怀林　河北中医药大学第一附属医院

编　　委　（按姓氏笔画排序）

卜祥伟　中国中医科学院广安门医院
史丽伟　中国中医科学院广安门医院
李云楚　中国中医科学院广安门医院
杨亚男　中国中医科学院广安门医院
张　珊　中国中医科学院广安门医院
张　婉　陕西中医药大学
张月颖　中国中医科学院广安门医院
张玉人　中国中医科学院广安门医院
周　扬　中国中医科学院广安门医院
姜婷婷　昌都市人民医院
郭　赫　中国中医科学院广安门医院
温志歌　中国中医科学院广安门医院

组织编制　中国医师协会中西医结合医师分会内分泌与代谢病专业委员会

目　录

总　论

中医药在防治糖尿病方面积累了丰富的理论知识与宝贵的临床经验，追古溯源，春秋战国时期就有关于消渴的记载，《本草纲目》中记载治疗消渴的中药就有140余种。中药降糖单方、复方多成分、多靶点协同作用的药理作用机制研究是中药现代化和国际化的"瓶颈"之一。中药降糖机制研究近年来取得显著进展，中药有效成分多数具有双向调节、多靶点的特征，在调节血糖的同时，可以有效改善症状，防治并发症。系统归纳近十年中药在改善胰岛素抵抗（IR）、保护胰岛β细胞功能等方面的作用及研究机制，厘清目前中药降糖发展动态，可为降糖中药的临床应用、开发、进一步研究提供方向。

一、中药降糖机制

（一）中药（单味药、有效成分及复方）治疗IR的作用机制

IR被视为2型糖尿病（T2DM）的标志，IR是外周组织对胰岛素的敏感性降低，导致葡萄糖利用障碍。尽管IR的确切原因尚不清楚，但氧化应激（OS）、炎症、葡萄糖转运异常、肠道菌群、异位脂肪沉积、脂肪组织巨噬细胞外泌体等均被认为与IR有关。中医药改善IR有着多靶点、多路径的特点，经检索文献总结为以下机制。

1. 抗氧化应激

OS是指机体氧化和抗氧化功能失衡，产生过多的自由基，如活性氧（ROS），导致组织细胞、蛋白质等物质损伤。ROS激活核因子κB（NF-κB）通路及丝裂原活化蛋白激酶（MAPK）下游的c-Jun氨基末端激酶（JNK）通路，阻碍胰岛素受体及胰岛素受体底物（IRS）相结合，导致胰岛素信号转导障碍，引起IR。OS下机体总超氧化物歧化酶（T-SOD）、谷胱甘肽过氧化物酶（GSH-Px）等活性降低，脂质过氧化分解产物丙二醛（MDA）含量升高。研究发现黄精多糖、泽泻多糖增加链脲霉素（STZ）诱导的糖尿病（DM）大鼠组织SOD、GSH-Px含量，下调MDA水平，改善ROS损伤，增强胰岛素敏感性，改善IR。津力达颗粒健脾运津，益气养阴，下调T2DM大鼠ROS含量，使SOD、GSH-Px活性增强，抑制JNK、p38MAPK应激信号通路以减轻IR。

2. 抗炎

炎症是IR的诱因之一。中药可以调节炎症因子如肿瘤坏死因子-α（TNF-α）、白细胞介素-1/6/8（IL-1/6/8）、炎症信号通路改善IR。绞股蓝总皂苷通过调控DM大鼠NF-κB信号通路，抑制炎症反应，调控胰岛素信号通路关键蛋白的表达，改善胰岛素敏感性，降低血糖水平。研究发现，五味子多糖可降低T2DM大鼠血清中IL-6、IL-1β、TNF-α和

NF-κB 水平，抑制机体炎症反应，降低空腹胰岛素水平，改善 IR。黄精通过减少 T2DM 大鼠脂肪细胞 TNF-α 的分泌，修复受损的胰岛素信号通路来减轻 IR，改善糖脂代谢紊乱。糖耐康（夏枯草、番石榴叶、三白草、女贞子、人参）清热生津、益气养阴，下调 T2DM 小鼠血浆中炎性因子 TNF-α、IL-1β 及肌肉组织 NF-κB 蛋白的表达，减轻低度炎症反应，改善 IR 状态。

3. 调控葡萄糖转运通路

葡萄糖转运蛋白（GLUTs）是胰岛素信号转导通路的重要靶蛋白，GLUTs 介导细胞对葡萄糖的利用是糖代谢过程的一个限速步骤，是维持体内糖稳态的关键，其表达减少或功能缺陷均可引发 IR。中药可以上调细胞膜上 GLUTs，增加外周组织对葡萄糖的消耗，改善 IR。研究发现，鬼针草黄酮通过调控 HepG2 IR 细胞 PI3K/Akt 信号通路，增加 PI3K、GLUT4 mRNA、GLUT4 蛋白表达，提高葡萄糖转运能力，改善 IR。番石榴叶水提取物通过影响高果糖摄入大鼠体内胰岛素和瘦素的水平以及肝脏 GLUT2 的表达，改善高果糖引起的 IR 和血脂紊乱。半夏泻心汤调和肝脾，消痞散结，作用于 3-脱氧葡萄糖醛诱导大鼠糖调节受损模型的骨骼肌胰岛素信号通路，上调胰岛素受体蛋白-β（IR-β）、IR-β 受体、GLUT4 蛋白表达，促进骨骼肌摄取葡萄糖，改善 IR。

4. 调节肠道菌群

T2DM 普遍存在肠道菌群失调，高糖引发肠壁通透性增加从而使得大量肠道细菌移位并分布在血液和组织中，造成 IR。肠道菌群的改变可影响宿主的胰岛素敏感性和胰岛素分泌，同时通过肠道菌群调节中药在体内的转化和吸收。研究发现，小檗碱配伍水苏糖显著上调 DM 小鼠肠道益生菌乳酸杆菌和双歧杆菌丰度，明显降低糖脂紊乱，改善 IR。黄芩-黄连调节 DM 小鼠 IR 模型结肠肠乳杆菌富集，调节肠道菌群，并抑制 Toll 样受体 4（TLR4）信号通路炎症作用，改善 IR。活血降糖饮（生地黄、麦冬、黄芪、红花、桃仁、山药、太子参、大黄）健脾益气，活血养阴，可显著改善 T2DM 大鼠的肠道菌群紊乱，调节肠道菌群构成，减少了如 Prevotellaceae 等致病菌的数量，增加如乳酸杆菌等有益菌的数量，参与糖脂代谢和 IR 相关信号通路的调控发挥 T2DM 的治疗作用。

5. 抑制异位脂肪沉积

肝脏和骨骼肌的脂肪堆积增加称为异位脂肪，异位脂肪主要为白色脂肪，异位脂肪沉积和脂肪组织白色化造成的脂诱性 IR 是高脂饮食组（HFD）诱导肥胖发生 T2DM 的重要机制。异位脂肪沉积可能与脂肪酸（FA）氧化减少、储存增加、脂肪组织白色化有关，中药可以通过促进脂肪分解，白色脂肪棕色化改善 IR。黄连素作用于 T2DM 地鼠内脏白色脂肪中骨形态发生蛋白 4（BMP4）转录通路，诱导棕脂组织特异基因的表达，诱导白色脂肪棕色化基因表型，使白色脂肪棕色化，改善 IR 和糖脂代谢。如运脾和络方（黄芪、赤芍、金银花、汉防己、苍术、当归、玄参等）益气运脾化湿、消痰化瘀和络，可下调 T2DM 大鼠骨骼差异脂质成分 FA、甘油三酯、酰基肉碱，改善骨骼肌线粒体功能和 FA 代谢，减弱过量脂质影响的胰岛素信号转导，改善脂肪异位沉积，调节糖脂紊乱。

6. 抑制脂肪组织巨噬细胞外泌体

脂肪组织会释放出一种充满脂质的颗粒，称之为外泌体，会被脂肪组织的巨噬细胞摄取，释放 FA，在免疫和代谢中起作用。脂肪组织的外泌体通过体循环与胰岛素靶组织作用直接或间接影响 IR。中药作用于巨噬细胞和脂肪细胞的相互作用，改善肥胖和 DM 的 IR 状态。研究表明，黄芪多糖可抑制脂肪细胞 3T3-L1 细胞株释放炎性因子 TNF-α 及 IL-6，进而减少巨噬细胞 ANA-1 细胞株，减少巨噬细胞向脂肪细胞的趋化作用，改善 IR，降低血糖水平。小檗碱通过干扰原代腹腔巨噬细胞 TLR4/髓样分化因子 88（My D88）的相互作用，抑制巨噬细胞炎症反应，调控脂肪组织，改善 IR，降低血糖水平。

（二）中药（单味药、有效成分及复方）改善胰岛β细胞的作用机制

随着 T2DM 进展，胰岛 β 细胞功能和数量逐渐下降，胰岛素进行性分泌不足，血糖难以控制。改善胰岛 β 细胞功能的关键在于增加 β 细胞数量以及正常分泌胰岛素的能力。中药可以通过多种途径干预胰岛 β 细胞发育及功能维持、数量调节，从而保护胰岛 β 细胞功能。

1. 刺激胰岛素分泌

中药单体具有直接/间接刺激胰岛分泌胰岛素的作用。肉桂多酚作用于 STZ 诱导的 DM 小鼠模型，调节胰岛细胞 Akt 信号通路直接促进胰岛 β 细胞分泌胰岛素，降低胰高血糖素，发挥降血糖药理活性。腺苷酸活化蛋白激酶（AMPK）被认为是促进胰岛素分泌的新靶点。黄连水提物作用于小鼠 MIN-6 细胞，促进胰岛素分泌自噬标志蛋白 LC3 的增加，激活 AMPK 通路，诱导自噬促进胰岛素分泌。罗汉果的有效成分罗汉果苷可上调肥胖 T2DM 大鼠血清胰高血糖素样肽-1（GLP-1）水平和肝脏 AMPK 活性，调节胰岛素分泌，以降低血糖。

2. 调控胰岛β细胞分化

（1）抑制 β 细胞去分化：胰岛 β 细胞具有可塑性。胰岛 β 细胞表型会发生改变，已分化成熟的 β 细胞反向褪去成熟细胞的特征，进而丧失部分或全部胰岛素分泌能力，并转化为内分泌前体细胞，称为去分化。转录因子叉头框架蛋白 O1（FoxO1）与 β 细胞增殖、分化、凋亡过程相关。NK6 转录因子相关基因座 1（Nkx6.1）缺陷会诱导 β 细胞去分化，肌腱膜纤维肉瘤癌基因同系物 A（MafA）缺失导致胰岛 β 细胞与 α 细胞的比例降低。降糖三黄片（桃仁、大黄、桂枝、黄芪、玄参、生地黄）滋阴润燥，益气生津，活血化瘀，调控 DM 大鼠胰腺 FoxO1/Pdx-1 通路，上调 MafA，下调 FoxO1，抑制胰岛 β 细胞去分化，提高胰岛 β 细胞功能。葛根芩连汤清热解毒，通过减轻 DM 小鼠胰腺内脂肪沉积，上调胰岛 β 细胞内磷酸肌醇依赖性激酶-1（Pdx-1）、MafA、Nkx6.1 的表达水平，逆转 β 细胞去分化，改善胰岛 β 细胞功能，缓解 T2DM 进展。

（2）抑制 β 细胞转分化：胰岛 β 细胞没有经历向祖细胞退化而直接转变为另一种细胞的过程称为转分化。神经生成素 3（Ngn3）是内分泌前体细胞的标志，Pdx-1 会抑制胰岛 β 细胞转分化。番石榴叶总黄酮能上调 DM 小鼠胰腺组织中 Pdx-1，Ngn3，Nkx6.1 的表达，抑制胰岛 β 细胞转分化，转换胰岛 β 细胞身份，促进胰岛 β 细胞再生。红景天苷可抑制 MIN-6 细胞 NADPH 氧化酶 2 表达及其下游凋亡通路，抑制 FoxO1 活性，恢复 Pdx-1 功能，改善 β 细胞功能以及生存状态。白虎加人参汤加减方（知母、石膏、炙甘草、西洋参、白术、茯苓、丹参）益气养阴、健脾生津、活血化瘀，通过调节 PI3K/Akt/FoxO1 信号通路，上调 Akt 及其磷酸化、Pdx-1，下调 FoxO1，改善胰腺组织的病理变化，保护

胰岛 β 细胞。

3. 修复胰岛 β 细胞

DM 状态下，过多的 ROS 与不饱和 FA 作用，产生过氧化脂质，如 MDA 直接损伤胰腺，破坏胰岛 β 细胞。中药可以通过对抗自由基的产生，修复胰岛 β 细胞损伤。肉桂多酚通过上调 DM 小鼠胰腺 β 细胞 SOD、GSH-Px，下调 MDA，抑制一氧化氮合酶、NF-κB 水平，修复胰腺 β 细胞，减弱细胞毒性，改善糖脂代谢。GLP-1 介导的 MAPK 通路在修复胰岛 β 细胞中起着关键作用。翻白草总黄酮激活 GLP-1 介导的 MAPK 信号通路，下调肌肉组织和胰岛 β 细胞蛋白激酶（Erk）、促凋亡蛋白 Caspase-9 mRNA 表达，上调胰岛 β 细胞 GLP-1、Akt 表达，修复胰岛 β 细胞损伤。Pdx-1 蛋白作为 PI3K/Akt 信号通路上的关键蛋白因子，对维持胰岛 β 细胞功能起重要保护作用。益气养阴活血方（黄芪、黄精、太子参、当归、山萸肉、鬼箭羽、丹参、葛根、牡丹皮、熟地黄、三七粉）上调 T2DM 大鼠胰腺组织 PI3K/Akt 信号通路上 PI3K、Pdx-1 蛋白表达，促进胰岛 β 细胞损伤恢复，增加胰岛素分泌。

4. 减少胰岛 β 细胞凋亡

胰岛 β 细胞功能障碍是 T2DM 的重要特征，细胞凋亡导致胰岛细胞数量减少，最终导致胰岛 β 细胞功能障碍。五倍子中水溶性多酚类化合物五没食子酰基葡萄糖下调 DM 大鼠胰腺组织中 Caspase-3/12、JNK 和硫氧还蛋白互作蛋白（TXNIP）表达，抑制内质网应激（ERS），减少胰岛 β 细胞凋亡。健脾消渴方（黄芪、黄连、天花粉、生地黄、佩兰、川牛膝）健脾益气，清热化湿，调节 MIN6 细胞 ERS 肌醇需求激酶 1（IRE1）/JNK 通路，下调 IRE、JNK 蛋白，提高胰岛 β 细胞活力，减少胰岛 β 细胞凋亡。活血降糖饮（黄芪、生地黄、太子参、桃仁、红花等药）益气活血，下调脂毒性大鼠胰岛细胞中线粒体途径相关的凋亡 Bcl-2 和 Bax 蛋白，抑制胰腺脂质沉积，可对抗胰岛细胞凋亡。

5. 促进胰岛 β 细胞再生

（1）促进 β 细胞增殖：β 细胞增殖能力很弱，只有在特殊情况下，β 细胞的体积会代偿性地增大，以满足机体对胰岛素的需求。Pdx-1 促进胰岛 β 细胞增殖、成熟和功能的维持。葛根素能够上调 HFD 诱导的 DM 小鼠 β 细胞增殖相关基因（ki67）、Pdx-1，促进胰岛 β 细胞分裂增殖，改善糖脂代谢。番石榴酸能上调 INS-1 胰岛 β 细胞 Pdx-1、MafA 基因的表达，促进胰岛 β 细胞增殖。miRNA 影响胰岛 β 细胞的增殖和分化。天麦消渴片具有清热、养阴、生津之功效，可以上调 DM 大鼠胰腺 miR-375 水平，抑制胰岛 α 细胞增殖，刺激胰岛 β 细胞增殖，从而降低血糖。

（2）促进 β 细胞转分化：胰腺导管细胞已被证实具有向 β 细胞分化的能力，特定条件下可被诱导分化为功能性 β 细胞。GLP-1 通过与其 GLP-1 受体（GLP-1R）结合激活下游信号通路实现促进胰岛素分泌等多重生理效应。Ngn3 刺激胰岛 β 细胞的增殖，促进导管来源的 β 细胞前体细胞的增殖及向 β 细胞的分化。葛根素体内外诱导胰腺导管细胞依赖于 GLP-1R 通路向胰岛 β 细胞分化再生，增加胰岛 β 细胞数量。人参皂苷 Rg1 通过激活 PI3K-Akt 通路上调 ki67 和细胞周期相关蛋白，促进 β 细胞增殖，上调胰腺导管细胞 Pdx-1、Ngn3 表达，促进胰腺导管细胞向胰岛素分泌细胞转化。

二、中药降糖原理与中医理论

IR 多被认为与脾相关，脾失健运贯穿其发生发展的始终。血糖是由脾所运化的水谷精微化生，“上归于肺，通调水道，下输膀胱，水精四布，五经并行”，为机体组织（大脑）细胞的代谢活动提供能量，维持机体正常运作。脾不散精，输布异常，血糖等精微物质不能输布于脏腑，蓄积血液，形成“糖毒”性。此时胰岛 β 细胞功能尚未损伤，暂时被“糖毒”蒙蔽，反应迟钝，可能会发生胰岛 β 细胞表型改变，去分化为无功能的 β 细胞形式。糖毒继而会衍生其他病理产物，如膏浊、湿热、痰瘀等，使脉络不通，气机壅塞，血液稠浊。病理产物堆积中焦，升降失常，脾的功能受损，脾虚失运，胰岛 β 细胞功能开始出现损伤，随着糖毒、浊毒、脂毒等进一步积累，脾虚加重，胰岛 β 细胞的功能受损加重，出现凋亡、β 细胞数量下降，最终导致胰岛 β 细胞功能衰竭，病久及肾，肾脏机能也出现下降。

（一）清热解毒类

T2DM 中糖脂代谢紊乱所形成的高血糖、血脂异常以及各种表达增加的炎症因子、自由基归于中医广义的“热”和“毒”范畴。清热解毒类中药能清除高糖条件下的“毒性产物”，IR 状态或者胰岛 β 细胞损伤过程中产生异常的炎症因子、自由基、致病菌群、外泌体等。苦寒中药如黄连及其有效成分小檗碱，黄芩及中药复方葛根芩连汤、降糖三黄片等可清除致病毒物，改善糖脂代谢。

（二）健脾助运类

健脾助运类可提高整体机能，其他学者也提到助脾健运可调节糖尿病患者的胰岛细胞的功能，抑制胰岛细胞去分化，保护胰岛细胞功能。“脾主运化”是精微物质运化布散的枢纽环节，精微物质包括胰岛素、葡萄糖转运蛋白、胰岛素信号转导蛋白、胰岛 β 细胞成熟蛋白等，健脾助运一方面可以促进胰岛素、相关蛋白的转运疏散，另一方面可以促进运化后再生，增加数量，提高机能。常见的健脾助运类包括健脾气、滋脾阴、助脾运等药物，如黄芪、黄精、白术、健脾助运复方、半夏泻心汤等以助脾健运，调枢降浊，促进胰岛素分泌，保护胰岛 β 细胞。

（三）补肾温阳类

肾为先天之本，肾阴是全身阴液的根本，肾阳是原动力，对各个脏腑组织起着推动、温煦的作用，包括脾脏、胰腺、肝脏、骨骼肌、肌肉组织、大脑对葡萄糖的摄取利用。肾之于人体的重要地位决定了补肾温阳在降糖方面的重要作用。补肾一方面可以刺激胰岛 β 细胞分泌胰岛素，提高胰岛 β 细胞功能，另一方面可以促进其他细胞转分化为胰岛 β 细胞，促进再生。常见补肾中药如肉桂及其成分肉桂多酚、生地黄、熟地黄、泽泻、山药、山茱萸等，目前研究更多在保护胰岛 β 功能方面。

三、中药降糖新方向探讨

中药降糖机制探索性研究存在广泛的前景。中药可以改善 IR 和保护胰岛 β 细胞功能，发挥治疗糖尿病作用。在已知领域结合现代医学前沿性研究，发挥中药优势、探索作用机制是我们努力的方向。如对抗 IR 中抑制脂肪组织巨噬细胞外泌体释放，中药相关的机制研究较少，可以在此进行探索性研究，更大程度上探索中药作用机制。此外，β 细胞的发育、分化、功能维持及数量调节，逆转胰岛 β 细胞去分化、转分化，增加胰岛 β 细胞数量是临床治疗 DM 的方向，刺激 β 细胞增殖、促进其他细胞转分化也是糖尿病患者恢复 β 细胞数量的一个有效途径，如胰腺发育过程中 α、β 细胞源于相同祖细胞，特定条件下 α 细胞可被诱导转分化为功能性 β 细胞，目前相关领域研究较少，充分发挥中药在促进胰岛 β 细胞分化、再生方面的作用，可能会获得突破性进展。

中药往往是多途径、多靶点调节。单味药、有效成分、中药复方可能通过多种作用机制发挥降糖疗效，如抗炎和抗氧化应激，修复胰岛 β 细胞同时还可以促进增殖、抑制凋亡，同时作用于多个环节发挥疗效。因此，探索单味中药的多个组分，复方的多味中药之间降糖相互作用也是迫切的任务，以全方面、宽领域、多层次探索中药降糖的机制，实现中药的现代化和国际化。

参 考 文 献

陈瑶，2018. 黄精对 2 型糖尿病大鼠糖脂代谢及 TNF-α 水平影响的研究[D]. 北京：北京中医药大学.

楚淑芳，李惠林，刘德亮，等，2017. 活血降糖饮对长期高脂饲料喂养大鼠胰岛 β 细胞凋亡的影响[J]. 中国中医基础医学杂志，23（4）：496-499，573.

杜兴旭，乔子敬，杨硕，等，2020. 五味子多糖对 2 型糖尿病大鼠血清中炎症因子的影响及其作用机制[J]. 吉林大学学报（医学版），46（1）：50-55.

郭雨晴，2020. 半夏泻心汤对 3-脱氧葡萄糖醛酮诱导骨骼肌胰岛素抵抗的干预作用及机制研究[D]. 南京：南京中医药大学.

韩雨薇，李彩娜，环奕，等，2016. 小檗碱配伍水苏糖对糖尿病小鼠糖脂代谢及肠道菌群的影响[J]. 中国临床药理学杂志，32（12）：1121-1124.

洪金妮，杨金霞，王学美，2015. 清热解毒中药降糖作用及机制研究进展[J]. 中草药，46（17）：2656-2661.

胡欣，2022. 葛根芩连汤逆转高脂饮食诱导胰岛 β 细胞去分化的机制研究[D]. 南京：南京中医药大学.

黄桂红，刘天旭，朱钊铭，等，2016. 鬼针草黄酮对 HepG2 胰岛素抵抗细胞 PI3K/AKT1/GLUT4 信号通路的调控作用[J]. 实用医学杂志，32（24）：3994-3998.

鞠霖杰，2017. 红景天苷保护 β 细胞生存及功能的机制研究[D]. 合肥：安徽中医药大学.

夔妞，田莎莎，杨红霞，等. 2021. 绞股蓝总皂苷调节 NF-κB 信号通路改善糖尿病大鼠胰岛素敏感性的实验研究[J]. 中国中药杂志，45（17）：4488-4496.

冷玉琳，谢子妍，高泓，等，2022. 从“脾主运化”探讨中医药调节糖尿病胰岛细胞命运的作用机制[J]. 中医杂志，63（16）：1520-1524.

李国生，刘栩晗，李欣宇，等，2016. 黄连素调节 BMP4 转录通路基因表达改善 2 型糖尿病地鼠内脏白色脂肪组织胰岛素抵抗的研究[J]. 中国中药杂志，41（3）：514-520.

李杰，李东华，涂正伟，等，2017. 番石榴叶总黄酮促进糖尿病模型小鼠胰岛再生机制[J]. 中国实验方剂学杂志，23（10）：116-121.

李茂生，2020. 基于肠道菌群稳态和胰岛素抵抗探讨活血降糖饮治疗 2 型糖尿病的作用机制[D]. 广州：广州中医药大学.

李娜，2020. 中医古籍治疗消渴用药规律分析及人参皂苷 Rg1 促进胰岛 β 细胞数量增加的机制研究[D]. 上海：上海中医药大学.
廖作庄，徐灵源，王金妮，等，2019. 肉桂多酚对链脲佐菌素致糖尿病小鼠的保护作用[J]. 西安交通大学学报（医学版），40（1）：162-166.
林敏，毛竹君，柴可夫，2020. 基于多维质谱“鸟枪法”探讨运脾和络方对2型糖尿病大鼠骨骼肌脂肪异位沉积的影响[J]. 中华中医药杂志，35（5）：2661-2665.
刘利梅，刘建，高远生，等. 2015. AMPK—改善血管内皮功能和促进胰岛素分泌的新靶点[C]//中国生理学会. 中国生理学会张锡钧基金第十三届全国青年优秀生理学学术论文综合摘要. 武汉：47-48.
刘琼，2015. 黄芪多糖影响巨噬细胞向脂肪细胞趋化的作用及机制研究[D]. 新乡：新乡医学院.
罗玉霜，2021. 黄连水提物对肠道菌群与胰岛β细胞功能的影响[D]. 长沙：湖南农业大学.
吕平阳，2020. 健脾消渴方治疗T2DM的临床观察及调节胰岛β细胞凋亡的实验研究[D]. 济南：山东中医药大学.
马定乾，2018. 五倍子中β-PGG抑制糖尿病大鼠胰岛β细胞凋亡的研究[D]. 昆明：云南中医学院.
毛竹君，张芯，2021. 中药治疗胰岛素抵抗的作用机制及新靶点探讨[J]. 中华中医药杂志，36（2）：674-678.
孟睿，2010. 蛋白激酶CK2与转录因子Pd_x-1的相互作用研究[D]. 武汉：华中科技大学.
孙佳佳，2019. 益气养阴活血方对2型糖尿病大鼠胰腺组织PI_3K及PDK1的影响[D]. 唐山：华北理工大学.
谭荣荣，丛茜玉，王晓敏，等，2020. 翻白草总黄酮调控Glp-1介导的MAPK通路修复胰岛β细胞研究[J]. 中药药理与临床，36（6）：114-120.
王保华，刘闯，李赛美，2020. 降糖三黄片对高糖高脂饮食大鼠胰岛β细胞去分化的作用[J]. 广州中医药大学学报，37（8）：1534-1541.
王春俊，2018. Exendin-4与葛根素促进GLP-1受体通路介导的胰岛β细胞再生研究[D]. 合肥：安徽中医药大学.
王芳，王力彬，刘清，等，2022. 白虎加人参汤加减方对2型糖尿病大鼠胰岛细胞的保护作用与机制研究[J]. 中药新药与临床药理，33（9）：1189-1196.
王芬，何华亮，刘铜华，等，2022. 中药复方糖耐康对KKAy糖尿病小鼠低度炎症信号通路的影响[J]. 陕西中医，43（8）：992-996
王艺，彭国庆，江新泉，等，2017. 黄精多糖对糖尿病大鼠模型的保护机制研究[J]. 中医药导报，23（2）：8-16.
杨蕾，2014. 葛根素调节β细胞功能及肝脏糖代谢作用的研究[D]. 合肥：安徽大学.
叶开和，王婧茹，马锦锦，等，2014. 番石榴酸对INS-1胰岛β细胞增殖、胰岛素合成与分泌的促进作用及其机制分析[J]. 中国药理学通报，30（12）：1681-1687.
颐轩，臧莎莎，段力园，等. 2015. 中药津力达对高脂喂养大鼠肝脏氧化应激及JNK、p38MAPK通路的影响[J]. 中华中医药杂志，30（6）：2156-2159.
张明丽，陈吉全，周新强，2018. 泽泻多糖对2型糖尿病大鼠胰岛素抵抗及脂代谢紊乱的改善作用及机制研究[J]. 中国药房，29（1）：42-45.
张茜，肖新华，黎明，等，2015. 天麦消渴片通过miRNA改善糖尿病大鼠血糖的机制[J]. 中国实验动物学报，23（1）：1-6.
郑涓，陈婷，余佳瑜，等，2023. 腺苷通路对胰岛β细胞调控的研究进展[J]. 中国糖尿病杂志，31（2）：149-154.
Buteau J，2008. GLP-1 receptor signaling：effects on pancreatic β-cell proliferation and survival[J]. Diabetes & Metabolism，34：S73-S77.
Chambers E S，Byrne C S，Morrison D J，et al，2019. Dietary supplementation with inulin-propionate ester or inulin improves insulin sensitivity in adults with overweight and obesity with distinct effects on the gut microbiota，plasma metabolome and systemic inflammatory responses：a randomised cross-over trial[J]. Gut，

68（8）：1430-1438.

Cinti F，Bouchi R，Kim-Muller J Y，et al，2016. Evidence of β-cell dedifferentiation in human type 2 diabetes[J]. The Journal of Clinical Endocrinology & Metabolism，101（3）：1044-1054.

El-Gohary Y，Wiersch J，Tulachan S，et al，2016. Intraislet pancreatic ducts can give rise to insulin-positive cells[J]. Endocrinology，157（1）：166-175.

Flaherty S E，Grijalva A，Xu X Y，et al，2019. A lipase-independent pathway of lipid release and immune modulation by adipocytes[J]. Science，363（6430）：989-993.

Gao T，McKenna B，Li C H，et al，2014. Pdx1 maintains β cell identity and function by repressing an α cell program[J]. Cell Metabolism，19（2）：259-271.

Gerrish K，Van Velkinburgh J C，Stein R，2004. Conserved transcriptional regulatory domains of the pdx-1 gene[J]. Molecular Endocrinology，18（3）：533-548.

Goldstein B J，2002. Insulin resistance as the core defect in type 2 diabetes mellitus[J]. The American Journal of Cardiology，90（5）：3-10.

Gong J，Li J B，Dong H，et al，2019. Inhibitory effects of berberine on proinflammatory M1 macrophage polarization through interfering with the interaction between TLR4 and MyD88[J]. BMC Complement Altern Med，19（1）：314.

Gradwohl G，Dierich A，LeMeur M，et al，2000. neurogenin3 is required for the development of the four endocrine cell lineages of the pancreas[J]. Proceedings of the National Academy of Sciences of the United States of America，97（4）：1607-1611.

Guo S L，Dai C H，Guo M，et al，2013. Inactivation of specific β cell transcription factors in type 2 diabetes[J]. Journal of Clinical Investigation，123（8）：3305-3316.

Hegarty B D，Cooney G J，Kraegen E W，et al，2002. Increased efficiency of fatty acid uptake contributes to lipid accumulation in skeletal muscle of high fat-fed insulin-resistant rats[J]. Diabetes，51（5）：1477-1484.

Karlsson F H，Tremaroli V，Nookaew I，et al，2013. Gut metagenome in European women with normal，impaired and diabetic glucose control[J]. Nature，498（7452）：99-103.

Krentz N A J，Gloyn A L，2020. Insights into pancreatic islet cell dysfunction from type 2 diabetes mellitus genetics[J]. Nature Reviews Endocrinology，16（4）：202-212.

Kullmann S，Kleinridders A，Small D M，et al，2020. Central nervous pathways of insulin action in the control of metabolism and food intake[J]. The Lancet Diabetes & Endocrinology，8（6）：524-534.

Kumphune S，Chattipakorn S，Chattipakorn N，2013. Roles of p38-MAPK in insulin resistant heart：evidence from bench to future bedside application[J]. Current Pharmaceutical Design，19（32）：5742-5754.

Lacombe V A，2014. Expression and regulation of facilitative glucose transporters in equine insulin-sensitive tissue：from physiology to pathology[J]. ISRN Veterinary Science，2014：1-15.

Li R，Liang T，Xu L Y，et al，2013. Protective effect of cinnamon polyphenols against STZ-diabetic mice fed high-sugar，high-fat diet and its underlying mechanism[J]. Food and Chemical Toxicology，51：419-425.

Liu M，Jing D Q，Wang Y，et al，2015. Overexpression of angiotensin Ⅱ type 2 receptor promotes apoptosis and impairs insulin secretion in rat insulinoma cells[J]. Molecular and Cellular Biochemistry，400（1/2）：233-244.

Mathur R，Dutta S，Velpandian T，et al，2015. Psidium guajava Linn. leaf extract affects hepatic glucose transporter-2 to attenuate early onset of insulin resistance consequent to high fructose intake：an experimental study[J]. Pharmacognosy Research，7（2）：166.

Miljkovic I，Kuipers A L，Cvejkus R，et al，2016. Myosteatosis increases with aging and is associated with incident diabetes in African ancestry men[J]. Obesity，24（2）：476-482.

Nishimura W, Takahashi S, Yasuda K, 2015. MafA is critical for maintenance of the mature beta cell phenotype in mice[J]. Diabetologia, 58（3）: 566-574.

Poitout V, Robertson R P, 2008. Glucolipotoxicity: fuel excess and β-cell dysfunction[J]. Endocrine Reviews, 29（3）: 351-366.

Poy M N, Eliasson L, Krutzfeldt J, et al, 2004. A pancreatic islet-specific microRNA regulates insulin secretion[J]. Nature, 432（7014）: 226-230.

Rasool M, Malik A, Manan A, et al, 2015. Determination of potential role of antioxidative status and circulating biochemical markers in the pathogenesis of ethambutol induced toxic optic neuropathy among diabetic and non-diabetic patients[J]. Saudi Journal of Biological Sciences, 22（6）: 739-743.

Talchai C, Xuan S H, Lin H, et al, 2012. Pancreatic β cell dedifferentiation as a mechanism of diabetic β cell failure[J]. Cell, 150（6）: 1223-1234.

Thorel F, Nepote V, Avril I, et al. 2010. Conversion of adult pancreatic alpha-cells to beta-cells after extreme beta-cell loss [J]. Nature, 464（7292）: 1149-1154.

Unger R H, Orci L, 2000. Lipotoxic diseases of nonadipose tissues in obesity[J]. International Journal of Obesity, 24（S4）: S28-S32.

Xiao X W, Guo P, Shiota C, et al, 2018. Endogenous reprogramming of alpha cells into beta cells, induced by viral gene therapy, reverses autoimmune diabetes[J]. Cell Stem Cell, 22（1）: 78-90. e4.

Yang H, Kim M, Kwon D, et al, 2018. Combination of Aronia, red ginseng, shiitake mushroom and nattokinase potentiated insulin secretion and reduced insulin resistance with improving gut microbiome dysbiosis in insulin deficient type 2 diabetic rats[J]. Nutrients, 10（7）: 948.

Yaribeygi H, Farrokhi F R, Butler A E, et al, 2019. Insulin resistance: review of the underlying molecular mechanisms[J]. Journal of Cellular Physiology, 234（6）: 8152-8161.

Zhang C H, Sheng J Q, Sarsaiya S, et al, 2019. The anti-diabetic activities, gut microbiota composition, the anti-inflammatory effects of Scutellaria–coptis herb couple against insulin resistance-model of diabetes involving the toll-like receptor 4 signaling pathway[J]. Journal of Ethnopharmacology, 237: 202-214.

Zhang Y L, Zhou G S, Peng Y, et al, 2020. Anti-hyperglycemic and anti-hyperlipidemic effects of a special fraction of Luohanguo extract on obese T2DM rats[J]. Journal of Ethnopharmacology, 247: 112273.

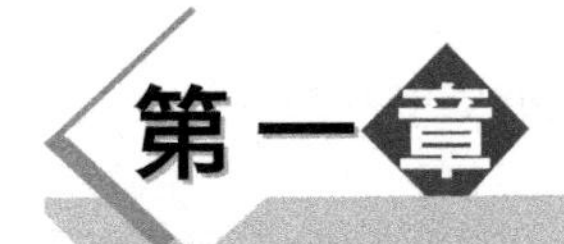

第一章 糖尿病治疗常用单味药

一、多　糖　类

作用机制　植物多糖如枸杞子多糖、黄精多糖、番石榴多糖、玉米多糖、麦冬多糖、山药多糖、南瓜多糖、牡丹皮多糖、青刺果多糖、仙人掌多糖、灵芝多糖、虫草多糖等十几种多糖类，具有天然药物所含的重要降糖活性成分，动物实验研究表明，降血糖的机制主要为以下几个方面：①影响糖代谢途径中有关酶的活性，加速葡萄糖代谢，从而达到降糖的目的。②保护胰岛β细胞、促进胰岛素稳定。③抑制α-葡萄糖苷酶活性，促进外周组织和靶器官等对糖的利用，增加肝糖原合成。④清除自由基，增强免疫功能，提高免疫力。

参 考 文 献

东韦正，2022. 植物多糖降血糖作用及其机理研究进展[J]. 医学食疗与健康，20（12）：145-148.

刘婷婷，牛露露，张具斌，等，2022. 中药多糖类成分干预糖尿病肾病作用机制的研究进展[J]. 中国实验方剂学杂志，28（15）：240-247.

尚杰，刘淼，梁洋，等，2022. 中药活性成分治疗糖尿病及其并发症的研究进展[J]. 世界科学技术（中医药现代化），24（5）：1729-1737.

徐昕，2023. 多糖降血糖作用及其机制研究进展[J]. 医学信息，（2）：180-183.

杨玉洁，刘静宜，谭艳，等，2021. 多糖降血糖活性构效关系及作用机制研究进展[J]. 食品科学，42（23）：355-363.

Zeng P J，Li J A，Chen Y L，et al，2019. The structures and biological functions of polysaccharides from traditional Chinese herbs[M]//Progress in Molecular Biology and Translational Science. Amsterdam：Elsevier：423-444.

1. 白术

本品为菊科植物白术的干燥根茎。分布于江苏、浙江、福建、江西、安徽、四川、湖北及湖南等地。

性味与归经　味苦、甘，性温。归脾、胃经。

功效与主治　补中益气，健脾和胃，燥湿利水；化痰，止汗；安胎；增食欲。主治：脾胃虚弱，食少胀满，倦怠乏力，泄泻等症；水湿停留、痰饮、水肿等症；表虚自汗。

主要成分　白术含挥发油如苍术酮、苍术醇；还含有杜松脑、苍术醚、苍术内酯、羟基苍术内酯、脱水苍术内酯；糖类如果糖、菊糖等；此外，尚含有维生素A类物质以及多种氨基酸等成分。

降糖机制 动物实验证明，白术煎剂或浸剂能加速动物体内葡萄糖的氧化利用，从而有降血糖作用；白术多糖和白术苷均具有抑制肝糖原和肌糖原分解的作用，还可防止四氯化碳引起的肝糖原减少，具有保护肝促进肝糖原合成、调节血糖浓度的作用。

临床用法 内服：水煎服，临床常用剂量 6～12g。

参 考 文 献

何燕珊，王秋红，2020. 白术及其复方治疗糖尿病的药理研究及临床应用研究进展[J]. 广东药科大学学报，（1）：155-158.

张楠，陶源，李春燕，等，2023. 白术的化学成分及药理作用研究进展[J]. 新乡医学院学报，40（6）：579-586.

2. 苍术

本品为菊科植物茅苍术或北苍术的干燥根茎。分布于江苏、浙江、江西等地。

性味与归经 味辛、苦，性温。归脾、胃、肝经。

功效与主治 燥湿健脾，祛风散寒。主治脾为湿困引起的运化失调，食欲缺乏，呕吐烦闷，腹胀泄泻，关节疼痛。

主要成分 南苍术根茎挥发油的主要成分为苍术醇、茅术醇、β-桉叶醇，还含 β-芹子烯、榄香醇、3β-乙酸基苍术醇、3β-羟基苍术醇、3β-醋酸基苍术酮、3β-羟基苍术酮等。北苍术根茎含挥发油，主要成分为苍术醇、苍术酮、茅术醇、桉油醇及 α-没药醇，也含有苍术定醇、乙酰苍术定醇等。

降糖机制 动物实验表明，苍术多糖的降血糖作用，其机制与体内巴斯德效应的抑制有关，苍术多糖和腺嘌呤核苷酸在同一线粒体具有竞争性抑制作用，从而抑制细胞内氧化磷酸化作用，干扰能量转移过程；苍术苷可同时降低小鼠、大鼠、兔和犬的肌糖原和肝糖原含量，抑制糖原生成，使耗氧量降低，血乳酸含量增加。康诺（Konno）等从苍术根茎的水提物中分离出苍术多糖 A、苍术多糖 B、苍术多糖 C，并发现它们能明显降低正常以及四氧嘧啶诱导的大鼠的血糖水平。故苍术苷有降血糖作用。苍术挥发油可抑制 α-葡萄糖苷酶活性以降低血糖。

临床用法 内服：水煎服，临床常用剂量 5～15g。

参 考 文 献

刘思佳，姚杰，宋雪，等，2023. 苍术属药用植物的化学成分、药理作用、临床应用概况[J]. 中华中医药学刊，41（1）：151-154.

庄丹，秦靖，王慧阳，等，2021.苍术的药效成分研究进展[J].生物加工过程，19（3）：306-313.

左军，张金龙，胡晓阳，2021.白术化学成分及现代药理作用研究进展[J]. 辽宁中医药大学学报，23（10）：6-9.

Li X Y，Rao Z L，Xie Z Q，et al，2022. Isolation，structure and bioactivity of polysaccharides from *Atractylodes macrocephala*：a review[J]. Journal of Ethnopharmacology，296：115506.

Liu C Y，Wang S G，Xiang Z D，et al，2022. The chemistry and efficacy benefits of polysaccharides from Atractylodes macrocephala Koidz[J]. Frontiers in Pharmacology，13：952061.

Yang L，Yu H A，Hou A J，et al，2021. A review of the ethnopharmacology，phytochemistry，pharmacology，application，quality control，processing，toxicology，and pharmacokinetics of the dried rhizome of *Atractylodes macrocephala*[J]. Frontiers in Pharmacology，12：727154.

3. 车前子

本品为车前科植物车前或平车前的干燥成熟种子。夏、秋二季种子成熟时采收果穗，晒干，搓出种子，除去杂质。主产于黑龙江、辽宁、河北等地。

性味与归经　味甘，性寒。归肾、肝、肺、小肠经。

功效与主治　利尿通淋，渗湿止泻，清肝明目，清肺化痰。主治水肿，淋证，暑湿泄泻，目赤涩痛，目暗昏花，翳障，痰热咳嗽。

主要成分　车前子种子含较多黏液，黏液中含酸性黏多糖、车前聚糖；以及车前子酸、琥珀酸、车前烯醇酸、车前子苷、腺嘌呤、胆碱、梓醇；此外，还含有蛋白质及各种脂肪酸如油酸、亚油酸、亚麻酸、棕榈酸、硬脂酸等；以及维生素 A、维生素 B_1 等成分。

降糖机制　现代药理学研究证实，车前子胶对 STZ 及肾上腺素所致糖尿病大鼠血糖有影响，车前子胶能提高正常大鼠的糖耐量，并能拮抗由肾上腺素所致的大鼠高血糖；而车前子多糖具有免疫功能及降血糖、降血脂及缓泻作用。

临床用法　煎服，10～15g，包煎。

参 考 文 献

兰继平，童仁超，张洁玉，等，2020. 两种不同基原车前子对糖尿病模型小鼠作用的比较研究[J]. 上海中医药杂志，54（10）：75-81.
彭东辉，匡海学，王秋红，2019. 车前子多糖的研究进展[J]. 广东药科大学学报，（5）：702-706.
徐硕，徐文峰，梁晓丽，等，2019. 车前子的化学成分及生物活性研究进展[J]. 西北药学杂志，34（4）：567-568.

4. 川乌

本品别名乌头，为毛茛科植物乌头的干燥母根。除去子根、须根及泥沙，晒干。主产于四川的江油、铵州、北川、青川；陕西的汉中地区亦产，以宁强、城固为主产；其次在兴平、西安市鄠邑区也有分布。

性味与归经　味辛、苦，性热，有大毒。归心、脾、肝、肾经。

功效与主治　祛风除湿，散寒止痛。主治风寒湿痹、跌打损伤之疼痛。

主要成分　川乌主要含生物碱，如乌头碱类、去甲乌药碱等成分；川乌的块根含乌头碱、次乌头碱、中乌头碱、塔拉胺、尿嘧啶、乌头多糖等各种成分。川乌的毒性成分主要是乌头碱；经炮制可水解为毒性较小的苯甲酰乌头胺（乌头次碱）、苯甲酰中乌头胺等，再进一步可水解为毒性更小的乌头胺（原乌头碱）、中乌头胺、次乌头胺。

降糖机制　动物实验研究表明，乌头多糖 A 对正常小鼠和高血糖小鼠均有显著的降糖作用。其机制是乌头多糖 A 能显著增强糖代谢中的磷酸果糖激酶和糖原合成酶的活性，从而增强了对葡萄糖的利用，达到降低血糖的目的。

临床用法　内服：水煎服，临床常用剂量1.5～3g，宜先煎、久煎。外用适量。孕妇忌用。

参考文献

李双，黎锐，曾勇，等，2019. 川乌的化学成分和药理作用研究进展[J]. 中国中药杂志，44（12）：2433-2443.
荣宝山，黄凯丽，袁琳嫣，等，2021. 乌头类药材化学成分和药理作用研究进展[J]. 中国药事，35（8）：932-947.
Su J A，Liu X Y，Li H Q，et al，2020. Hypoglycaemic effect and mechanism of an RG-Ⅱ type polysaccharide purified from *Aconitum coreanum* in diet-induced obese mice[J]. International Journal of Biological Macromolecules，149：359-370.

5. 党参

党参为桔梗科植物党参、素花党参或川党参的干燥根。分布于东北、华北及陕西、宁夏、甘肃、青海、河南、四川、云南、西藏等地。

性味与归经　味甘，性平。归脾、肺经。

功效与主治　益气，生津，养血。主治中气不足的体虚倦怠，食少便溏等。用于肺气亏虚的咳嗽气喘，语声低微等。气阴两虚的气短口渴，以及气血亏虚的面色萎黄等。

主要成分　党参含三萜类化合物：无羁萜、蒲公英萜醇乙酸酯、α-菠甾醇及葡萄糖苷、7-豆甾烯醇及其葡萄糖苷、菠甾酮；苍术内酯Ⅲ、苍术内酯Ⅱ；丁香醛、丁香苷、香草酸、α-呋喃羧酸以及烟酸、杂多糖及单糖等。此外，还含有党参苷Ⅰ、党参内酯和党参酸、少量挥发油、微量生物碱、维生素和大量菊糖等成分。

降糖机制　动物实验表明，党参多糖等活性成分可抑制糖异生，促进肝糖原合成，改善胰岛素抵抗；能够显著降低糖尿病小鼠血糖，提高四氧嘧啶诱导的糖尿病小鼠胰岛素水平，降低MDA含量，升高SOD活性。达到降低血糖作用。

临床用法　内服：水煎服，临床常用剂量9～30g。

参考文献

李思维，卫倩倩，宋宵，等，2020. 党参多糖的抗氧化及降糖活性研究[J]. 临床医学研究与实践，5（32）：8-11.
Jia W J，Bi Q M，Jiang S R，et al，2022. Hypoglycemic activity of *Codonopsis pilosula（Franch.）*Nannf. *In vitro* and *in vivo* and its chemical composition identification by UPLC-Triple-TOF-MS/MS[J]. Food & Function，13（5）：2456-2464.
Zhang Y D，Wang H L，Zhang L，et al，2020. *Codonopsis lanceolata* polysaccharide CLPS alleviates high fat/high sucrose diet-induced insulin resistance via anti-oxidative stress[J]. International Journal of Biological Macromolecules，145：944-949.

6. 冬虫夏草

本品为麦角菌科真菌冬虫夏草菌寄生在蝙蝠蛾科昆虫幼虫上的子座及幼虫尸体的复合

体。主产于四川、云南、甘肃、西藏、青海、东北等地。

性味与归经　味甘，性平。归肺、肾经。

功效与主治　益肾壮阳，补肺平喘，止血化痰。主治肾虚腰疼，阳痿遗精，肺虚或肺肾两虚之久咳虚喘，劳嗽痰血。

主要成分　虫草酸、虫草素、氨基酸、甾醇、甘露醇、生物碱、维生素 B_1、维生素 B_2、多糖及矿物质等。

降糖机制　药理研究分析证实，冬虫夏草中的草菌丝研制的药物，对 2 型糖尿病肾病患者，有降低尿蛋白、保护肾功能、降血糖的作用。

临床用法　内服：水煎服，临床常用剂量 5～15g。

参 考 文 献

陈佳，张小惠，沈杰，等，2020.鲜冬虫夏草抗氧化和醛糖还原酶抑制活性的研究[J].扬州大学学报（农业与生命科学版），41（4）：87-90.

Li I C，Lin S，Tsai Y T，et al，2019. *Cordyceps cicadae* mycelia and its active compound HEA exert beneficial effects on blood glucose in type 2 diabetic db/db mice[J]. Journal of the Science of Food and Agriculture，99（2）：606-612.

Liu W，Gao Y W，Zhou Y，et al，2022. Mechanism of *Cordyceps sinensis* and its extracts in the treatment of diabetic kidney disease：a review[J]. Frontiers in Pharmacology，13：881835.

Wang Y N, Zeng T T, Li H, et al, 2023. Structural characterization and hypoglycemic function of polysaccharides from *Cordyceps cicadae*[J]. Molecules，28（2）：526.

7. 番石榴

番石榴为桃金娘科，常绿灌木或小乔木，适应性很强的热带果实。主要在广东、台湾种植，福建、广西、云南也有栽培。

性味与归经　味甘、涩，性平。归脾、胃、大肠、肝经。

功效与主治　收敛止泻，消炎止血。果实可治疗急慢性肠炎、痢疾、小儿消化不良；鲜叶用于外伤治疗，如治跌打损伤，外伤出血。

主要成分　番石榴含有纤维素、维生素、矿物质和果糖、葡萄糖、缬氨酸、谷氨酸等，果实中含有槲皮素、番石榴苷、没食子酸等；番石榴叶含有挥发油以及黄酮苷；番石榴果实和叶中还含有丰富的微量元素铬；茎、叶、树皮、果实皆可入药。

降糖机制　动物实验研究表明，有效成分黄酮苷、铬、番石榴多糖等具有降血糖作用。番石榴叶有效成分为黄酮苷，可促进胰岛素与靶细胞膜上专一受体的结合，可调节糖代谢，达到降糖作用；番石榴多糖能够降低四氧嘧啶诱导的糖尿病小鼠的血糖值，缓解糖尿病小鼠“三多一少”的状况，改善糖尿病小鼠的外观和精神状态；番石榴叶水提取物通过抗氧化作用，对糖尿病小鼠胰岛具有保护作用，从而发挥降血糖作用；另外，番石榴果实和叶中含有丰富的人体必需微量元素有机铬，补充铬有助于改善糖尿病患者和糖耐量异常者的葡萄糖耐量，降低血糖、血脂，增强胰岛素的敏感性。番石榴叶水提物对实验动物小肠的 α-葡萄糖苷酶的活性有较强的抑制作用，可不同程度降低外源性高血糖、拮抗应激性血糖升高，改善糖尿病小鼠糖耐量。此外，番石榴叶能够显著降低 2 型糖尿病大鼠的空腹血糖，降低血清胰岛素，有缓解 2 型糖尿病胰岛素抵抗的作用。

临床用法　内服：水煎服，临床常用剂量 3～5g。

参 考 文 献

Chu S Z，Zhang F，Wang H Y，et al，2022. Aqueous extract of guava（*Psidium guajava* L.）leaf ameliorates hyperglycemia by promoting hepatic glycogen synthesis and modulating gut microbiota. Front Pharmacol，13：907702.

Jayachandran M，Vinayagam R，Xu B J，2020. Guava leaves extract ameliorates STZ induced diabetes mellitus via activation of PI3K/AKT signaling in skeletal muscle of rats[J]. Molecular Biology Reports，47（4）：2793-2799.

König A，Schwarzinger B，Stadlbauer V，et al，2019. Guava（*Psidium guajava*）fruit extract prepared by supercritical CO_2 extraction inhibits intestinal glucose resorption in a double-blind，randomized clinical study[J]. Nutrients，11（7）：1512.

Luo Y，Peng B，Wei W Q，et al，2019. Antioxidant and anti-diabetic activities of polysaccharides from guava leaves[J]. Molecules，24（7）：1343.

8. 枸杞子

本品为茄科植物枸杞属宁夏枸杞的干燥成熟果实。枸杞子主产于宁夏中宁，又称为中宁枸杞子或宁夏枸杞子，干燥成熟果实以粒大、肉厚、种子少、色红、质柔软者为佳。此外，还有产于北方的北枸杞子，产于河北的血枸杞子等，以及特殊品种的黑枸杞子等。

性味与归经　味甘，性平。归肝、肾。

功效与主治　补肝肾，明目。主治目视不清，肝肾亏虚，头晕目眩，腰膝酸软，阳痿遗精，虚劳咳嗽，消渴引饮。

主要成分　枸杞多糖、氨基酸、牛磺酸、甜菜碱、丰富的胡萝卜素，此外，还含有维生素 A_1、维生素 B_1、维生素 B_2、维生素 C 以及矿物质钾、钙、钠、锌、硒等。

降糖机制　动物实验表明，枸杞多糖对 α-葡萄糖苷酶有抑制作用。可降低四氧嘧啶诱导的糖尿病小鼠的血糖，提高小鼠血清胰岛素的含量；可以修复胰岛细胞及促进胰岛 β 细胞的再生，具有降低血糖的作用。

临床用法　内服：水煎服，临床常用剂量 6～12g。

参 考 文 献

胡馨予，卢文倩，孙晓琪，等，2019.宁夏枸杞水提物对四氧嘧啶诱导糖尿病小鼠的降糖作用[J].食品与生物技术学报，38（3）：91-96.

史湘铃，夏惠，许登峰，等，2020. 枸杞多糖主要组分甘露糖及其潜在靶标代谢物肌醇对小鼠胰岛 β-TC6 细胞的影响[J]. 卫生研究，49（3）：458-462.

吴冰，王轩，2023. 基于 Notch 信号通路探讨枸杞多糖对糖尿病肾病大鼠肾纤维化的改善作用[J]. 陕西医学杂志，52（3）：267-272.

Ma Q Y，Zhai R H，Xie X Q，et al，2022. Hypoglycemic effects of *Lycium barbarum* polysaccharide in type 2

diabetes mellitus mice via modulating gut microbiota[J]. Frontiers in Nutrition，9：916271.
Zhao C，Zhao H，Zhang C C，et al，2023. Impact of *Lycium barbarum* polysaccharide on the expression of glucagon-like peptide 1 *in vitro* and *in vivo*[J]. International Journal of Biological Macromolecules，224：908-918.

9. 黑茶

黑茶是利用菌发酵的方式制成的一种茶叶，因外观呈黑色，故名黑茶；属全发酵茶。主产于云南、四川、湖北、湖南等地。

性味与归经　味苦、甘，性平。归心、脾经。

功效与主治　能清火，温胃散寒，醒神益思，和胃生津，健脾祛湿，化食消积。主治：消化不良、胃痛、食欲不佳等消化系统疾病；高血脂、动脉硬化等代谢疾病。

主要成分　黑茶中含儿茶素、茶黄素、茶氨酸和茶多糖。

降糖机制　黑茶中的茶多糖复合物是降血糖的主要成分。茶多糖具有保护和刺激胰岛β细胞的分泌，促进肝糖原合成的作用，从而达到降低血糖的目的。

临床用法　内服：煎汤或泡茶。

参考文献

金海燕，沈璐，苏同生，等，2020. 茶叶及其活性成分降糖作用的研究进展[J]. 陕西农业科学，66（8）：81-84.
李娅琳，陈彤，2021. 茶叶中活性成分对糖尿病的防治作用[J]. 云南中医中药杂志，42（2）：78-83.
许佳乐，汪聪，杨艳鸿，等，2022. 黑茶的药理作用研究进展[J]. 茶叶通讯，49（1）：12-17.
许陆达，黄苏萍，杨柳媛，2020. 茶多糖的组成及其对糖代谢的作用机制探讨[J]. 广东茶业，174（6）：25-31.
张志灵，彭芳刚，单娅娟，2022. 茶叶的降血糖活性及作用机理研究进展[J]. 现代食品，28（14）：39-43.
朱强强，张肖娟，黄业伟，2019. 黑茶药理活性及其作用机制研究进展[J].海峡科技与产业，235（2）：179-180.

10. 海带

海带，海藻类植物之一，是一种在低温海水中生长的大型海生褐藻植物，属于褐藻门布科，为大叶藻科植物，因其生长在海水中，柔韧似带而得名。

性味与归经　味咸，性寒。归肝、胃、肾经。

功效与主治　消痰软坚，泄热利水，止咳平喘，祛脂降压，散结抗癌。用于瘿瘤、瘰疬、疝气下堕、咳喘、水肿、高血压、冠心病、肥胖。

主要成分　海带中含藻胶酸、昆布素、半乳聚糖等多糖类成分，海带氨酸、谷氨酸、脯氨酸、天冬氨酸等多种氨基酸；此外，还含维生素 B_1、维生素 B_2、维生素 C 及胡萝卜素以及碘、钾、钙等无机盐。

降糖机制　海带中昆布多糖等活性成分对四氧嘧啶诱导的糖尿病小鼠具有降血糖的作用。海带能增强抗氧化酶的活性，发挥抗氧化作用达到降糖作用。

临床用法　煎汤，煮熟，凉拌。每次 15～50g。

参考文献

杜彬，冯金秀，金文刚，2020. 海带多糖结构解析以及生物活性研究进展[J]. 中国海洋药物，39（1）：50-59.
姜颖，刘剑英，蓝蕾，2016. 海带多糖降糖作用的研究进展[J]. 中国疗养医学，25（7）：690-692.
李琦，2021. 海带降血糖多肽的分离合成及活性研究[D]. 大连：大连理工大学.
王菁，2020. 海带低分子量褐藻多糖硫酸酯对糖尿病肾病的作用机制研究[D]. 青岛：中国科学院大学（中国科学院海洋研究所）.

11. 红景天

本品为景天科植物大花红景天的干燥根和根茎。主产于西藏、四川、吉林等地。

性味与归经　味甘、苦，性平。归肺、心经。

功效与主治　益气活血，通脉平喘。用于气虚血瘀，胸痹心痛，中风偏瘫，倦怠气喘。

主要成分　主要含有红景天苷、黄酮类、多糖类、有机酸类、挥发油类等多种成分。

降糖机制　红景天多糖能够通过抑制体内肝糖原含量，并且增强肾上腺素和四氧嘧啶含量，促使体内的肝糖原进一步水解，从而降低肾上腺素引起的高血糖。

临床用法　内服：水煎服，临床常用剂量3～15g。

参考文献

陈熙，丁斌，蒲顺昌，等. 2018. 红景天多糖研究进展[J]. 科技风，（29）：208-209.
王笑妍，李玫，沈志纲，等，2022. 红景天苷药理作用研究进展[J]. 中成药，44（12）：3932-3935.
温静，高珂，郭丛丛，等，2022. 红景天苷治疗糖尿病及其并发症机制的研究进展[J]. 河北中医，44（2）：322-327.
邬玫竹，项云，鲍翠玉，等，2022. 红景天苷抗糖尿病及其并发症作用研究进展[J]. 湖北科技学院学报（医学版），36（4）：350-354.

12. 虎杖

本品为蓼科蓼属植物虎杖的干燥根茎和根。主产于江苏、浙江、安徽、广西等地。

性味与归经　味微苦，性寒。归肝、胆、肺经。

功效与主治　利水退黄，清热解毒，活血化瘀，祛痰止咳。主治湿热黄疸，淋浊带下，烧烫伤，痈肿疮疡，毒蛇咬伤；瘀血经闭，跌打损伤，肺热咳嗽。

主要成分　虎杖的根和根茎中都含游离蒽醌及蒽醌苷，其主要成分为大黄酚、大黄素、大黄素甲醚、蒽苷A、蒽苷B等；还含芪类化合物如虎杖苷、白藜芦醇；此外，还含有儿茶原酸、右旋儿茶精、7-羟基-4-甲氧基-5-甲基香豆精、2，5-二甲基-7-羟基色酮以及多糖、葡萄糖、鼠李糖、氨基酸和铁、铜、锌、锰、钾及钾盐等。

降糖机制　动物实验研究表明，虎杖能降低实验动物糖尿病的发生率和病死率；给家兔静脉注射从虎杖中提取到的草酸，可引起低血糖性休克。

临床用法　内服：水煎服，临床常用剂量9～15g。

参考文献

梁春晓，王珊珊，陈淑静，等，2022. 虎杖化学成分及药理活性研究进展[J]. 中草药，53（4）：1264-1276.

林思，秦慧真，邓玲玉，等，2021. 虎杖苷药理作用及机制研究进展[J]. 中国实验方剂学杂志，27（22）：241-250.
应巧，何斐，张伟，等，2020. 基于IRS-1信号通路探讨虎杖甙对2型糖尿病大鼠胰岛素抵抗的改善作用[J]. 新中医，52（17）：4-8.
周亚明，郭幼红，2020. 白藜芦醇的分离分析及其对糖尿病大鼠的干预[J]. 化工设计通讯，46（8）：206-207，217

13. 黄精

本品为百合科植物滇黄精、黄精或多花黄精的根茎。由于形状各异又习称为“大黄精”（滇黄精）、“鸡头黄精”（黄精）、“姜形黄精”（多花黄精）。大黄精主产于贵州的罗甸、贞丰，云南的曲靖，广西的靖西等地；黄精主产于陕西、河北等地；姜形黄精主产于四川、浙江、福建、安徽等地。

性味与归经　味甘，性平。归脾、肺、肾经。

功效与主治　滋肾润肺，补脾益气。主治阴虚肺燥，干咳少痰，以及肺肾阴虚的咳嗽久嗽。也可治疗脾胃虚弱，肾虚精亏的头晕，腰膝酸软及消渴等。

主要成分　黄精的根茎含黏液质、淀粉及糖、天冬氨酸、高丝氨酸、二氨基丁酸、毛地黄糖苷以及多种蒽醌类化合物。

降糖机制　黄精甲醇提取物，能明显拮抗肾上腺素引起的动物高血糖，其降糖作用是抑制肝糖原酵解以抑制肾上腺皮质功能。对肾上腺皮质功能亢进所引起的脂肪及糖代谢紊乱有一定的改善作用。动物实验研究表明给兔灌服黄精浸膏，血糖先高后低，血糖先升高与黄精含多糖有关。黄精浸膏对肾上腺素、STZ引起血糖升高的小鼠和兔有明显的抑制作用。

临床用法　内服：水煎服，临床常用剂量9～15g。

参考文献

陶爱恩，赵飞亚，王莹，等，2019. 黄精属植物抗糖尿病本草学、物质基础及其作用机制研究进展[J]. 中国实验方剂学杂志，25（15）：15-24.
王雪芹，黄勇，叶方，等，2021. 黄精多糖的含量影响因素及其抗糖尿病作用研究进展[J]. 中南药学，19（8）：1690-1694.
吴倩，陈文明，陈柱梁，等，2022. 黄精干预糖尿病及其并发症的研究进展[J]. 中医药导报，28（4）：180-185.
曾立，向荣，张运良，等，2022. 黄精多糖对糖尿病小鼠的降血糖作用及机制[J]. 中成药，44（9）：2989-2994.
张晓灿，段宝忠，陶爱恩，等，2022. 云南道地药材滇黄精中多糖抗2型糖尿病作用研究[J]. 中国民族民间医药，31（12）：19-24.

14. 黄芪

本品为豆科草本植物蒙古黄芪、膜荚黄芪的根。主产于内蒙古、山西、黑龙江、辽宁、河北等地。

性味与归经　味甘，性温。归脾、肺经。

功效与主治　益气健脾，固表止汗，利尿消肿，升阳举陷，托毒消疮。主治：气虚乏力，食少便溏，水肿尿少，中气下陷等；肺气虚弱，咳喘气短；表虚自汗；内热消渴；血虚萎黄，气血两虚。

主要成分　膜荚黄芪含黄酮、皂苷类成分。黄酮类成分如芒柄花黄素、3′-羟基芒柄花黄素（毛蕊异黄酮）及其葡萄糖苷、2′，3′-二羟基-7，4′-二甲氧基异黄酮、7，2′-二羟基-3′，4′-二甲氧基异黄烷及其葡萄糖苷、7，3′-二羟基-4′，5′-二甲氧基异黄烷、3-羟基-9，10-二甲氧基紫檀烷及其葡萄糖苷等，其中有些成分具较强的抗氧化活性。皂苷类成分有黄芪皂苷Ⅰ～Ⅷ及大豆皂苷Ⅰ；黄芪甲苷（即黄芪皂苷Ⅳ）与黄芪乙苷。

降糖机制　黄芪多糖干预可明显改善STZ致糖尿病大鼠肾远端小管和集合管主细胞的超微结构病变，可降低TNF-α高表达，抑制胰岛β细胞凋亡。增强胰岛素敏感指数，保护胰岛β细胞分泌胰岛素，促进细胞增殖。

临床用法　内服：水煎服，临床常用剂量9～30g。

参考文献

孟思璇，姚兴梅，吴歆叶，等，2023. 黄芪有效成分治疗糖尿病肾病的机制研究进展[J]. 中国医药导报，20（4）：60-63.

裴翔，刘丹，欧阳茹，等，2022. 黄芪甲苷对小鼠2型糖尿病肾损伤的保护作用及其基于线粒体质量控制网络的作用[J]. 中国老年学杂志，42（24）：6064-6067.

张桅偎，刘海龙，王瑞琼，等，2023. 黄芪化学成分和药理作用及Q-marker预测分析[J]. 中国新药杂志，32（4）：410-419.

Chen X X, Chen C, Fu X, 2022. Hypoglycemic activity *in vitro* and *vivo* of a water-soluble polysaccharide from *Astragalus membranaceus*[J]. Food & Function，13（21）：11210-11222.

15. 绞股蓝

本品为葫芦科植物绞股蓝的全草。主产于辽宁、吉林、河北、河南、山东、山西、江苏等地。

性味与归经　味苦、微甘，性凉。归肺、脾、肾经。

功效与主治　益气健脾，化痰止咳，清热解毒。主治体虚乏力，虚劳失精，咳嗽咳痰等。

主要成分　绞股蓝茎叶中含有蛋白质、脂肪、膳食纤维、糖类、绞股蓝多糖、钙、磷、铁、胡萝卜素、维生素 B_1、维生素 B_2、尼克酸、维生素C以及多种微量元素等成分。

降糖机制　对 *α*-淀粉酶有抑制作用及对四氧嘧啶诱导的高血糖大鼠有降血糖作用，通过改变葡萄糖代谢酶活性可明显降低血液中葡萄糖的水平，减小胰岛素抵抗参数，增加肝糖原浓度。

临床用法　内服：水煎服，临床常用剂量15～30g；研末，3～6g；或泡茶饮。外用适量，捣烂涂擦。

参考文献

王同壮，王尚，马朋，等，2020. 绞股蓝叶水提物对糖尿病大鼠降血糖作用研究[J]. 中草药，51（10）：2828-2834.

袁志鹰，谢梦洲，黄惠勇，2019. 绞股蓝植物资源、化学成分及药理研究进展[J]. 亚太传统医药，15（7）：190-197.
张金金，许哲远，陈骞，等，2019. 绞股蓝多糖对抗疾病的药理学研究进展[J]. 中国妇幼保健，34（7）：1684-1686.
诸夔妞，肖洪贺，寿旗扬，等，2020. 绞股蓝及其活性成分改善糖尿病并发症作用机制的研究进展[J]. 中国药房，31（8）：1015-1020.
诸夔妞，田莎莎，王辉，等，2021. 绞股蓝总皂苷调节 NF-κB 信号通路改善糖尿病大鼠胰岛素敏感性的实验研究[J]. 中国中药杂志，46（17）：4488-4496.

16. 桔梗

本品为双子叶植物桔梗科桔梗的根。主产于安徽、湖北、河南、河北、辽宁、吉林、内蒙古等地。

性味与归经　味苦、辛，性平。归肺经。

功效与主治　宣肺祛痰，利咽，排脓。主治肺气不宣的咳嗽痰多，胸闷不畅，咽喉肿痛失音，肺痈咳吐脓痰。

主要成分　桔梗含糖量较高，还含有丰富的维生素 B_1、维生素 C 以及多种桔梗皂苷、远志皂苷、前胡皂苷和桔梗聚果糖、桔梗多糖等。此外，还含菠菜甾醇、*α*-菠菜甾苷-*β*-*D*-葡萄糖苷、Δ7-豆甾烯醇、白桦脂醇，三萜烯类物质：桔梗酸 A、桔梗酸 B 及桔梗酸 C 等。

降糖机制　动物实验表明桔梗降血糖作用机制为：①抑制小肠内 *α*-葡萄糖苷酶活性，阻断多糖的分解，防止餐后出现高血糖，还可降低空腹血糖。②改善肝功能，降低肝糖原，桔梗总皂苷能明显降低空腹血糖，谷草转氨酶等对糖尿病肝并发症有治疗作用。③改善胰岛素抵抗，修复胰岛 β 细胞使胰岛素分泌增多。

临床用法　内服：水煎服，临床常用剂量 3～10g。或入丸散剂。

参考文献

邓亚羚，任洪民，叶先文，等，2020. 桔梗的炮制历史沿革、化学成分及药理作用研究进展[J]. 中国实验方剂学杂志，26（2）：190-202.
孙萍，徐慧，黄艳红，等，2022. 桔梗化学成分的提取方法和药理作用概述[J]. 中国酿造，41（9）：18-23.
吴浩，符丽珍，赵勇，等，2022. 桔梗皂苷 D 通过介导 PI3K/Akt/mTOR 信号通路调节氧化应激改善糖尿病肾病模型大鼠肾损伤[J]. 中国药理学与毒理学杂志，36（3）：170-176.
赵凯迪，王秋丹，林长青，2022. 桔梗多糖抗氧化特性及对 2 型糖尿病大鼠降血糖作用[J]. 食品与机械，38（7）：186-190，198.

17. 金樱子

本品为蔷薇科植物金樱子的干燥成熟果实。主产于华中、华东、华南、西南。

性味与归经　味酸、甘、涩，性平。归肾、膀胱、大肠经。

功效与主治　固精缩尿，涩肠止泻。主治遗精滑精，尿频，带下，久泻久痢等。

主要成分　金樱子果实含柠檬酸、苹果酸、鞣质、树脂、维生素 C 等；还含皂苷和总黄酮；糖类中还原糖占 60%，还有少量淀粉等成分。

降糖机制　金樱子对 STZ 诱导的糖尿病大鼠的肾有保护作用，可抑制糖尿病大鼠肾 TGF-1 以及Ⅳ型胶原蛋白过度表达，金樱子能减轻糖尿病肾病大鼠的氧化损伤，减少过氧化质，升高抗氧化酶活性，延缓或阻止糖尿病肾病发生发展；此外，金樱子提取液对糖尿病肾病大鼠具有明显的降糖、降血脂、抗氧化和抗炎作用。

临床用法　内服：水煎服，临床常用剂量 6～12g。

参 考 文 献

陈丽华，李霭燕，吴小桃，等，2022. 金樱子总黄酮对糖尿病性白内障模型大鼠眼晶状体的保护作用及机制研究[J]. 中国医药科学，12（11）：80-83.
刘盼英，杨康，杨洪涛，2020. 金樱子在肾脏疾病治疗中的作用[J]. 中医学报，35（6）：1196-1201.
武建发，蒋汤轩，李蕾，等，2022. 金樱子植物化学成分、药理作用及临床应用的研究进展[J]. 中国野生植物资源，41（6）：54-63.
张家旭，郭玉儿，王信，等，2023. 金樱子活性成分、生物功能及其在食品应用中的研究进展[J]. 食品科技，48（1）：98-106.

18. 决明子

本品为豆科植物钝叶决明子或小决明的干燥成熟种子。全国各地均产，主产于安徽、广西、四川、浙江、广东等地。

性味与归经　味甘、苦、咸，性微寒。归肝、大肠经。

功效与主治　清热明目，润肠通便。主治目赤涩痛，羞明多泪，头痛眩晕，目暗不明，大便秘结。

主要成分　决明子中含有 20 多种蒽醌类化合物；吡酮类如萘并-α-吡喃酮类和萘并-γ-吡喃酮类；蛋白质及多种氨基酸（包括 8 种必需氨基酸），而谷氨酸和天冬氨酸的含量为总含量 31%以上，多糖类化合物以及微量元素锌、铁、铜、锰、钠、钾、镍、钴、钼等，此外，还含有脂肪酸类如棕榈酸、硬脂酸、油酸和亚油酸，维生素 A 类物质如 β-胡萝卜素等。

降糖机制　临床试验研究表明，决明子复方制剂可以显著降低 2 型糖尿病患者的餐后血糖，其作用机制可能与抑制 α-葡萄糖苷酶有关。

临床用法　内服：水煎服，临床常用剂量 10～15g，润肠通便不宜久煎。

参 考 文 献

董玉洁，蒋沅岐，刘毅，等，2021. 决明子的化学成分、药理作用及质量标志物预测分析[J]. 中草药，52（9）：2719-2732.
刘金金，殷军艺，黄晓君，等，2019. 决明子多糖结构和生物活性功能研究进展[J]. 食品研究与开发，40（23）：212-224.
刘朋月，许鹏飞，宋辉，等，2020. 决明子多糖的研究进展[J]. 食品研究与开发，41（1）：201-206.
孙建慧，黄圆圆，郭兰萍，等，2020. 决明属植物化学成分与药理作用研究进展[J]. 西部中医药，33（9）：145-159.

19. 苦瓜

本品为葫芦科苦瓜属蔓性草本植物苦瓜的果实。全国各地均产。

性味与归经　味苦，性寒。归心、肺、胃经。

功效与主治　清热解暑，明目解毒。主治中暑，暑热烦渴，暑疖，痱子过多，痢疾，疮肿，结膜炎，目赤肿痛，痈肿丹毒，烧烫伤，少尿。

主要成分　果实含苦瓜苷，是*β*-谷甾醇-*β*-*D*-葡萄糖苷和5，25-豆甾二烯醇-3-葡萄糖苷的等分子混合物。尚含 5-羟色胺和多种氨基酸如谷氨酸、丙氨酸、*β*-丙氨酸、苯丙氨酸、脯氨酸、*α*-氨基丁酸、瓜氨酸、半乳糖醛酸、果胶。又含类脂，其中脂肪酸有棕榈酸、硬脂酸、油酸、亚油酸、亚麻酸、桐酸。苦瓜含有多种降糖成分，主要有甾苷、皂苷、脑苷、生物碱及多肽类物质等。

降糖机制　动物及临床实验表明，苦瓜对糖尿病有明显的治疗作用，可降低 2 型糖尿病患者及高血糖患者空腹血糖和餐后血糖。苦瓜中有多种降血糖的成分，主要为萜类、植物甾醇、甾体类和肽类等，其降糖机制可能与被誉为“植物胰岛素”的苦瓜苷有关，可修复或减弱四氧嘧啶对胰岛 β 细胞损伤的作用；苦瓜醇多糖可增加肝糖原含量，改善正常小鼠的糖耐量。

临床用法　可直接食用。

参考文献

崔宏伟，韩汶延，于蕾，等，2021. 苦瓜化学成分及药理作用研究进展[J]. 世界科学技术-中医药现代化，23（5）：1712-1719.

丁雷，朱怡霏，李梅，等，2021. 苦瓜的降糖作用及机制研究进展[J]. 中国实验方剂学杂志，27（10）：204-212.

李晶，矫艳平，余萍，等，2022. 苦瓜本草酵素对 2 型糖尿病小鼠的辅助降糖作用研究[J]. 食品与发酵科技，58（5）：65-71.

张锦，任乐，范特，等，2020. 苦瓜提取物对Ⅱ型糖尿病胰岛素抵抗大鼠糖脂代谢及胰岛功能的影响[J]. 陕西科技大学学报，38（2）：72-76.

20. 灵芝

本品为多孔菌科真菌赤芝或紫芝的干燥子实体。全国大部分地区有栽培，以安徽霍山和江西庐山最为出名。

性味与归经　味甘，性平。归心、肝、肺、肾经。

功效与主治　补气安神，止咳平喘。主治心神不宁，失眠，惊悸，咳喘痰多，虚劳证。

主要成分　灵芝化学成分主要含麦角甾醇、真菌溶菌酶及酸性蛋白酶、*L*-甘露醇、烯醇；此外，还含有多肽、多糖类、多种氨基酸以及树脂、内酯、香豆精等成分。

紫芝含麦角甾醇，有机酸为顺蓖麻酸，反丁烯二酸。此外，还含有氨基酸、葡萄糖、多糖类、树脂及甘露醇。一般灵芝有生物碱、甾醇、内酯、香豆精、酸性树脂、氨基酸、油脂、还原性物质等。

灵芝属的化学成分较为复杂，且因所用菌种、菌种产地、栽培方法、提取工艺、制剂方法不同而各异。灵芝属的子实体、菌丝体和孢子中含有多糖类、核苷类、呋喃类衍生物、甾醇类、生物碱类、蛋白质、多肽、氨基酸类、三萜类、倍半萜、有机锗、无机盐等。灵芝多糖是灵芝的主要有效成分之一，具有抗肿瘤、免疫调节、降血糖、抗氧化、降血脂与抗衰老作用。灵芝所含三萜类不下百种，其中以四环三萜类为主，灵芝的苦味与所含三萜类有关。三萜类也是灵芝的有效成分之一，对人肝癌细胞具有细胞毒作用，也能抑制组胺的释放，具有保肝作用和抗过敏作用等。

降糖机制　现代药理及单药实验研究表明，灵芝多糖是灵芝的主要有效成分之一，能显著降低血糖，主要是通过修复胰岛 β 细胞的损伤，增加胰岛素的分泌，还可增加葡萄糖激酶的活性，达到降糖的作用。

临床用法　内服：水煎服，临床常用剂量 6～12g，研末吞服 1.5～3g。

参 考 文 献

陈嘉骏，王颖，桑婷婷，等，2022. 灵芝多糖在糖尿病及其并发症防治中的研究进展[J]. 中草药，53（3）：937-947.

马静，芮海波，陈全战，等，2019. 灵芝多糖对链脲佐菌素诱导的糖尿病肾病小鼠抗炎活性及疗效研究[J]. 南京医科大学学报（自然科学版），39（3）：326-331，337.

慎凯峰，刘奇，朱琦，2020. 复方青钱柳、铁皮石斛、灵芝提取物降糖功能研究[J]. 海峡药学，32（6）：18-21.

吴睿婷，付王威，万敏，等，2022. 黑灵芝多糖对糖尿病大鼠血糖血脂调节及肠道菌群的影响[J]. 食品科学，43（5）：91-102.

吴昭，王彤，郭慧阳，等，2022. 灵芝多糖药理作用研究进展[J]. 宁夏农林科技，63（3）：27-30.

杨丹阳，姜涛，周径，等，2019. 富硒灵芝粗提物对 2 型糖尿病模型大鼠脂代谢、肝功能及炎症反应的改善作用研究[J]. 中国药房，30（3）：364-370.

21. 芦荟

芦荟为独尾草科多年生草本植物，原产于地中海、非洲。中国芦荟别称为中华芦荟，其特点是枝叶宽大，浅绿色叶子上有斑点。

性味与归经　味苦，性寒。归肝、胃、大肠经。

功效与主治　泻下，清肝，杀虫。主治热结便秘，肝经实热，小儿疳积等。

主要成分　①芦荟凝胶，如木质素、芦荟酸、皂素、蒽醌、芦荟素、肉桂酸、芦荟大黄素、异芦荟苷、大黄素、蒽酚、大黄酚等；②维生素，如维生素 B_1、叶酸、维生素 B_2、维生素 C、维生素 E 等；③无机元素，如钙等；④单糖和黏多糖，如纤维素、葡萄糖、*L*-鼠李糖等；⑤多种酶，如氧化酶、脂酶、淀粉酶、过氧化氢酶等；⑥多种必需氨基酸，如赖氨酸、亮氨酸、苏氨酸、异亮氨酸、苯丙氨酸、缬氨酸等。

降糖机制　动物实验表明，芦荟中的多糖类成分阿波兰 A、阿波兰 B 有长期持续降低血糖的特性；对糖尿病小鼠肾和眼等有保护作用。芦荟既可降糖又可对糖尿病并发症起到延缓作用。

临床用法　内服：入丸散服，临床常用剂量1～2g。

参考文献

吕茹，牛美兰，吕伟振，2021. 芦荟多糖对Ⅱ型糖尿病小鼠的影响[J]. 黄河科技学院学报，23（8）：47-50.

马冰沁，钱唯韵，罗振国，等，2020. 芦荟苷对糖尿病肾病大鼠NOX4/ROS/p38 MAPK信号通路及足细胞功能的影响[J]. 中国比较医学杂志，30（9）：1-7.

孙世琦，2019. 芦荟的生物活性成分及其作用研究进展[J]. 当代化工研究，37（1）：166-167.

闫昌誉，李晓敏，李家炜，等，2021. 芦荟的研究进展与产业化应用[J]. 今日药学，31（2）：81-90.

22. 马齿苋

马齿苋为马齿苋科马齿苋属一年生肉质草本植物的全草。全国各地均有。

性味与归经　味酸，性寒；归肝、大肠经。

功效与主治　清热解毒，止血凉血。主治痢疾、肠炎、肾炎、产后子宫出血、便血、乳腺炎等病症。

主要成分　蛋白质、脂肪酸（ω-脂肪酸、α-亚麻酸等）、粗纤维、维生素（维生素E、维生素C、胡萝卜素、核黄素等）、氨基酸（谷氨酸、天冬氨酸、丙氨酸、苏氨酸、丝氨酸、亮氨酸、色氨酸、精氨酸、赖氨酸、胱氨酸等18种氨基酸）、矿物质（钾、钙、镁、锌、铁、磷等）、多糖、生物碱、香豆精类、黄酮类、去甲肾上腺素、强心苷和蒽醌苷类等。

降糖机制　动物实验研究表明，马齿苋鲜草中含高浓度的去甲肾上腺素、去甲肾上腺素的前体（二羟基苯乙胺）和中间成分（二羟基苯丙氨酸），其生物合成途径与人体中去甲肾上腺素的生物合成途径类同。而去甲肾上腺素能促进胰腺分泌胰岛素，以调节人体内糖代谢过程，从而达到降低血糖浓度、保持血糖稳定的目的。马齿苋多糖可以增强胰岛β细胞的防御能力，减轻诱发糖尿病因子对胰岛β细胞损害的作用，从而降低血糖浓度。

临床用法　内服：水煎服，临床常用剂量9～15g，鲜品30～60g。外用适量，捣敷患处。

参考文献

黄文浩，王金，陈宇，等，2020. 马齿苋的药理作用及其在动物疾病中的应用前景[J]. 中兽医医药杂志，39（2）：36-40.

李敏，杨晨钰，傅超慧，等，2020. 马齿苋/甘草/蒲公英及其复方改善2型糖尿病大鼠胰岛素抵抗的实验研究[J]. 中国实验动物学报，28（4）：517-524.

秦月雯，侯金丽，王萍，等，2020. 马齿苋“成分-活性-中药功效-疾病”研究进展及关联分析[J]. 中草药，51（7）：1924-1938.

王成祥，刘玉霞，常绍鸿，等，2021. 马齿苋多糖对幼年糖尿病大鼠糖脂代谢、肾功能的影响及其作用机制[J]. 中国医科大学学报，50（1）：46-50，56.

张海青，2021. 马齿苋的生物学功能及其在畜禽养殖中的应用[J]. 饲料研究，44（15）：155-157.

23. 麻黄

本品为麻黄科植物草麻黄、中麻黄或木贼麻黄的干燥草质茎。主产于河北、山西、陕西西部、甘肃、新疆维吾尔自治区等地。

性味与归经　味辛、微苦，性温。归肺、膀胱经。

功效与主治　发汗解表，宣肺平喘，利水消肿。主治外感风寒之表实证，阳虚外感，风寒外束，肺气壅遏之咳喘，肺热喘咳，风水证，风寒痹证，阴疽，痰核等。

主要成分　①生物碱类，包括：麻黄碱、去甲麻黄碱、伪麻黄碱、去甲伪麻黄碱、甲基麻黄碱、甲基伪麻黄碱、4-OH-2-喹啉羧，4，6-（OH）$_2$-2-喹啉羧酸，4-OH-6-甲氧基-2-喹啉羧酸等；②黄酮；③挥发油，如苯甲酸、香草酸、肉桂酸、香豆酸等；④有机酸；⑤氨基酸；⑥多糖，如麻黄聚糖 A、麻黄聚糖 B、麻黄聚糖 C、麻黄聚糖 D、麻黄聚糖 E 等；⑦鞣质等多种成分。

降糖机制　动物实验表明，麻黄属植物中的麻黄多糖（Ephedrans）A、EphedransB、EphedransC、EphedransD、EphedransE 五种多糖可降低由四氧嘧啶诱导的高血糖小鼠的血糖；给正常小鼠腹腔注射一定量的该多糖类物质 7 小时后出现低血糖，其中 EphedransC 的活性最强。另有实验表明，麻黄的提取物和 *L*-麻黄碱可促进由 STZ 诱导的糖尿病小鼠萎缩后胰岛细胞的再生，抑制高血糖发生；并使正常小鼠的血糖一过性升高后持久地下降。

临床用法　麻黄不宜大剂量使用，临床常用剂量内服为 3～9g，水煎服；研末或入丸、散吞服，浸酒内服，或外敷。

参考文献

王雪，付巍，王知斌，等，2019. 麻黄多糖的研究进展[J]. 中华中医药杂志，34（7）：3138-3139.
修丽梅，刘继前，尚宪荣，等，2011. 麻黄及其成分对糖尿病改善的探讨[J]. 中国中医基础医学杂志，17（10）：1102-1104.
卓小玉，陈晶，田明，等，2021. 麻黄的化学成分与药理作用研究进展[J]. 中医药信息，38（2）：80-83.

24. 麦冬

本品为百合科植物麦冬的干燥块根。主产于福建、安徽、四川、广西、广东、贵州、云南等。

性味与归经　味甘、微苦，性微寒。归心、肺、胃经。

功效与主治　养阴润肺，益胃生津，清心除烦。主治肺阴不足，而有燥热的干咳痰黏、劳热咳嗽等。胃阴虚或热伤胃阴，口渴咽干，大便燥结。

主要成分　含多种甾体皂苷：麦冬皂苷 A、麦冬皂苷 B、麦冬皂苷 C、麦冬皂苷 D 等；多种黄酮类化合物：如麦冬甲基黄烷酮 A、麦冬甲基黄烷酮 B，麦冬黄烷酮 A、麦冬黄酮 A、麦冬黄酮 B 等；此外，还含苷元如假叶树皂苷元等以及多聚糖等成分。

降糖机制　动物实验表明，麦冬多糖可增加干细胞对葡萄糖的摄取以及肝糖原合成，从而降低空腹血糖，提高血清胰岛素水平。

临床用法　内服：水煎服，临床常用剂量 6～12g。

参 考 文 献

迟宇昊，李暘，申远，2021. 麦冬化学成分及药理作用研究进展[J]. 新乡医学院学报，38（2）：189-192.

邓龙飞，张建伟，刘海燕，等，2021. 地麦活性糖改善Ⅱ型糖尿病大鼠药效学研究[J]. 辽宁中医药大学学报，23（9）：41-46，封3.

宋娜，苏东峰，刘晓燕，等，2019. 麦冬多糖对糖尿病围绝经期大鼠血清SOD、GSH-Px、CAT、MDA水平的影响[J]. 东南大学学报（医学版），38（6）：979-984.

张杰，林炳锋，许平翠，等，2022. 麦冬提取物治疗2型糖尿病小鼠的血清代谢组学研究[J]. 中国生物工程杂志，42（11）：99-108.

张杰，陈逢佳，于文博，等，2022. 冬不同部位降血糖作用实验研究[J]. 食品与药品，24（6）：556-559.

25. 魔芋

本品为多年生宿根性块茎草本植物魔芋的根。原产于日本、印度、斯里兰卡、马来半岛，中国主要在西南地区栽种，是中国古书中的中药之一。

性味与归经 味辛，性寒。有毒。归心、肝经。

功效与主治 解毒、消肿、行瘀、化痰、散积等。主治：痰嗽，积滞，疟疾，瘰疬，癥瘕，跌打损伤，痈肿，疔疮，丹毒，烫火伤，蛇咬伤。

主要成分 魔芋含葡甘露聚糖、甘露聚糖、甘油、枸橼酸、阿魏酸、桂皮酸、甲基棕榈酸、二十一碳烯、β-谷甾醇、3，4-二羟基苯甲醛葡萄糖苷。另外，还含有多种氨基酸，粗蛋白及脂类。疏毛魔芋含多种氨基酸、粗蛋白、脂质、多糖。野魔芋含葡甘露聚糖等。

降糖机制 研究证实，魔芋能有效降低糖尿病患者的空腹血糖、餐后血糖及体重，减少餐后血糖的波动。魔芋精粉有降低正常小鼠血糖的作用，呈一定量效关系；且具有改善小鼠糖耐量的作用，能明显降低四氧嘧啶诱导的糖尿病小鼠血糖，但对血清胰岛素水平无明显影响。机制可能是通过影响糖代谢而产生降血糖作用。

临床用法 直接食用。

参 考 文 献

龚频，王双，杜超，等，2019. 两种魔芋多糖抗疲劳及降血糖活性[J]. 食品工业科技，40（7）：259-262+268.

何宇霞，吴琼，刘聪，等，2022. 魔芋葡甘露聚糖药理作用的研究进展[J]. 食品与药品，24（1）：86-90.

阮凌，2020. 魔芋多聚糖对改善2型糖尿病大鼠糖脂代谢异常的机制研究[J]. 江西农业学报，32（6）：88-92.

张乐乐，张雯，陈合，等，2021. 魔芋多糖膳食纤维特性及其对糖代谢作用研究[J]. 陕西科技大学学报，39（2）：42-49.

郑哲洲，李恒，何炎琴，等，2022. 魔芋食疗对2型糖尿病影响的研究进展[J]. 山西中医药大学学报，（5）：505-510.

26. 牡丹皮

本品为毛茛科多年生落叶小灌木植物牡丹的根皮。主产于山东、安徽等地。

性味与归经　味苦、辛，性微寒。归心、肝、肾经。

功效与主治　清热凉血，活血散瘀。主治斑疹吐衄，温邪伤阴，阴虚发热，血滞经闭，积聚肿块，跌打损伤。

主要成分　牡丹皮多糖、丹皮酚、牡丹酚苷、牡丹酚原苷、芍药苷、羟基芍药苷等。牡丹根中以芍药苷和牡丹酚原苷的含量最高。

降糖机制　动物实验表明，牡丹皮中的粗提取物可以使正常小鼠的血糖显著降低，对葡萄糖诱发的小鼠高血糖也有显著降低作用，其中丹皮酚的降糖效果最好，牡丹皮多糖降糖机制可能与促进外周组织对葡萄糖的利用，提高机体对胰岛素的敏感性有关。

临床用法　内服：水煎服，临床常用剂量6～12g。生用清热凉血效佳，炙用活血化瘀效佳。

参考文献

翟春梅，孟祥瑛，付敬菊，等，2020. 牡丹皮的现代药学研究进展[J]. 中医药信息，37（1）：109-114.
高姗，李姹姹，佟长青，等，2019. 牡丹活性成分研究进展[J]. 农产品加工，476（6）：76-78.
伍琳琳，李志鹏，曹世杰，等，2022. 牡丹皮活性成分改善糖尿病及其并发症的研究进展[J]. 中草药，53（13）：4162-4169.
张萌，杨立诚，陈娟，等，2022. 牡丹皮多糖组分对糖尿病肾病大鼠肾脏损伤的保护作用研究[J]. 中国中药杂志，47（3）：713-720.

27. 南瓜

本品为葫芦科南瓜属的植物南瓜的果实。因产地不同，叫法各异，又名麦瓜、番瓜、倭瓜、金冬瓜等。

性味与归经　味甘，性温。归脾、胃、经。

功效与主治　补中益气，化痰排脓。主治：久病气虚、脾胃虚弱、气短倦怠、便溏、糖尿病、蛔虫等病症。

主要成分　糖类（包括淀粉、葡萄糖、果胶、果糖、戊聚糖、甘露醇、其他膳食纤维等）、维生素、常量元素、微量元素、蛋白质、多种氨基酸、脂肪等，钾、钙、镁含量较丰富，而钠含量较低，微量元素硒、铁、锌含量较丰富。

降糖机制　研究表明，南瓜中有多种降糖的化学成分。南瓜多糖类物质对四氧嘧啶诱导的糖尿病小鼠有降血糖效果；南瓜中的环丙基氨基酸可促进胰岛素的分泌，增强胰岛素受体的敏感性，还可激活葡萄糖酶，从而加快葡萄糖的转化，降低血糖浓度。此外，南瓜中富含果胶，具有饱腹感效果；南瓜中的铬元素是葡萄糖耐量因子。

临床用法　直接食用。

参考文献

蒋高华，刘永泽，彭兴华，2020. 南瓜多糖功能作用及机理的研究进展[J]. 现代食品，（10）：52-55.
宋向飞，雷雅坤，刘宁，等，2020. 特色果蔬活性成分对糖尿病的功效与机理研究进展[J]. 华北农学报，35（S01）：448-455.

张兰，王文娟，2021. 南瓜多糖生理活性及应用研究进展[J]. 食品安全导刊，(34)：125-127.

28. 牛膝

本品为苋科牛膝属的植物。中国除东北外全国各地等都有生长，常生长在山坡林下。

性味与归经　味苦、甘、酸，性平。归肝、肾经。

功效与主治　活血通经，补肝肾，强筋骨，利尿通淋。主治腰膝酸痛，下肢痿软，经闭、痛经，产后血瘀腹痛，热淋；血淋，跌打损伤，痈肿恶疮，咽喉肿痛。

主要成分　根含皂苷主要是三萜皂苷，其水解后得齐墩果酸、葡糖醛酸等；还含多糖和生物碱类及香豆精类化合物；另含有蜕皮甾酮、牛膝甾酮以及有免疫活性物质的牛膝肽多糖 ABAB 等。

降糖机制　从牛膝提取物中提取的齐墩果酸、牛膝多糖等能明显降低四氧嘧啶诱导的糖尿病小鼠的空腹血糖水平；怀牛膝能显著改善肾功能，明显降低肾组织细胞凋亡，发挥保护糖尿病大鼠肾功能的作用。

临床用法　内服：煎汤，5～15g；或浸酒；或入丸、散。补肝肾、强筋骨宜酒炒用；活血通络、利尿通淋、引火下行宜生用。

参考文献

狄梦卓，施炜，张云乾，等，2022. 中药多糖对实验性糖尿病性视网膜病变防治作用的研究进展[J]. 实用老年医学，36(4)：409-412.
符德学，李存红，2021. 牛膝多糖研究进展[J]. 焦作大学学报，35(4)：81-83.
罗懿钒，欧阳文，唐代凤，等，2020. 牛膝中皂苷和甾酮类物质基础及药理活性研究进展[J]. 中国现代中药，22(12)：2122-2136.

29. 人参

本品为五加科人参属草本植物人参的干燥根和根茎。分布于吉林、辽宁、黑龙江等地。

性味与归经　味甘、微苦，性微温。归脾、肺、心、肾经。

功效与主治　大补元气，复脉固脱，补脾益肺，生津止渴，安神益智。主治劳伤虚损、食少、倦怠、反胃吐食、大便滑泄、虚咳喘促、自汗暴脱、惊悸、健忘、眩晕头痛、阳痿、尿频、消渴、妇女崩漏、小儿慢惊风及久虚不复，一切气血津液不足之症。

主要成分　人参主要成分有多肽类、黄酮苷、挥发油类、生物碱类、氨基酸类、单糖类、淀粉、果胶及多种维生素以及铜、锌、铁、锰等二十多种微量元素。人参茎叶的皂苷成分，基本上和根一致。参须、参芽、参叶、参花、参果等的总皂苷含量，比根还高，值得进一步利用。

降糖机制　人参多肽降血糖作用除促进糖原分解或抑制乳酸合成肝糖原作用外，还刺激了琥珀酸脱氢酶的活性使糖的有氧氧化作用增强；人参多糖可使丙酮酸含量增加，抑制乳酸脱氢酶活性使乳酸减少，还可增强琥珀酸脱氢酶和细胞色素氧化酶的活性。人参总皂苷可以刺激分离的大鼠胰岛释放胰岛素，并可促进葡萄糖引起的胰岛素释放。给正常人及糖尿病患者一次顿服红参粉 3～6g 或皂苷成分，血糖出现降低趋势；红参能使儿茶酚胺含量降低，从而限制了糖原异生，导致对糖代谢的调节。人参对糖代谢有双向调节作用，既能使葡萄糖性的高血糖症的血糖降低，又可使胰岛素引起的低血糖症的血糖升高。

临床用法　内服：水煎服，临床常用剂量 3～10g。补益元气 15～30g。

参考文献

刘媛媛，刘轶凡，胡洁，等，2023. 人参对自发性糖尿病小鼠的肾脏保护作用及机制研究[J]. 中国中医基础医学杂志，29（2）：234-239.

王月，苏蓉，刘振华，等，2023. 皂苷类化合物降血糖作用及其机制研究进展[J]. 天然产物研究与开发，35（1）：159-170.

杨铭，于德伟，赫慧，等，2019. 人参皂苷对糖尿病气阴两虚证大鼠表征的影响[J]. 中医临床研究，11（22）：7-10.

俞萍，张庆贺，陈长宝，等，2020. 人参糖肽研究进展[J]. 食品与机械，36（10）：215-218，227.

朱谋，巩晓晨，刘冬阳，等，2022. 人参皂苷 Rb1 对改善 2 型糖尿病大鼠糖脂代谢紊乱的作用[J]. 食品工业科技，43（3）：367-373.

30. 肉桂

本品为樟科常绿乔木植物肉桂的干皮和粗枝皮。主产于广东、广西等地。

性味与归经　味辛、甘，性大热。归肾、脾、心、肝经。

功效与主治　补火助阳，引火归原，散寒止痛，活血通经。主治肾阳不足，命门火衰以致畏寒肢冷，腰膝酸软，阳痿遗精，小便不利或频数，短气喘促，水肿尿少诸证，火不归原以致上热下寒，面赤足冷，头晕耳鸣，口舌糜烂，脾肾虚寒，脘腹冷痛，食减便溏，肾虚腰痛，寒湿痹痛，寒疝疼痛，宫冷不孕，痛经经闭，产后瘀滞腹痛等。

主要成分　桂皮含挥发油，主要成分为桂皮酸乙酯、乙酸桂皮酯、桂皮醛、苯甲醛、苯甲酸苄酯等；此外，还含肉桂苷、桂皮苷和桂皮多糖 AX 等化合物，以及糖类和微量元素、香豆素、鞣质等多种成分。

降糖机制　研究表明，肉桂多糖能降低四氧嘧啶诱导的糖尿病小鼠的血糖值；肉桂提取的挥发油对四氧嘧啶诱导的糖尿病小鼠具有降血糖、降血脂作用。此外，药理学和临床应用表明，中药肉桂单方及复方具有降低血糖、调节血脂，清除自由基，抗脂质过氧化等作用。

临床用法　煎汤，2～5g，不宜久煎；研末，0.5～1.5g；或入丸剂。外用：适量，研末，调敷；浸酒，涂擦。

参考文献

褚鹿鹿，郭智慧，侯婧悦，等，2023. 肉桂醛防治糖尿病的药理作用研究进展[J]. 现代药物与临床，38（2）：483-487.

王佰涛，杨文玲，陈国参，等，2021. 肉桂提取物及其活性成分对 2 型糖尿病改善作用的研究进展[J]. 中国现代应用药学，38（10）：1269-1274.
张铭儒，黄嘉欢，黎雨菲，等，2022. 肉桂多糖的单糖组成分析及其降血糖作用研究[J]. 中国医院药学杂志，42（15）：1533-1538，1582.
郑卓婷，刘洁，丁玲，等，2021. 中药肉桂对2型糖尿病患者空腹血糖及血脂影响的Meta分析[J]. 四川解剖学杂志，29（1）：1-6.

31. 三七

本品为五加科三七属植物。分布于江西、湖北、广东、广西、四川、云南等地。

性味与归经　味甘、微苦，性温。归肝、胃经。

功效与主治　止血，散血，定痛。主治跌仆瘀肿，胸痹绞痛，癥瘕；血瘀经闭；痛经；产后瘀阻腹痛；疮痈肿痛。

主要成分　三七含皂苷类，主要为人参皂苷和三七皂苷，还含有黄酮类成分；三七素和多种氨基酸、糖和它的衍生物、淀粉、蛋白质、挥发油以及无机元素如氮、磷、钾，钴、钼、铯等微量元素。

降糖机制　动物实验证实，三七皂苷具有双向调节血糖的作用。多糖和黄酮可降低糖尿病小鼠血糖，提高正常小鼠耐缺氧能力。

临床用法　内服：水煎服，临床常用剂量3～10g；或研末吞服1～1.5g；或入丸散剂。

参考文献

冯吉波，李锦平，武莉，2021. 三七皂苷对T2DM大鼠胰岛素抵抗的影响[J]. 中国药物与临床，21（15）：2629-2633.
刘玟君，陈勇，庞丹清，等，2019. 三七多糖研究进展[J]. 辽宁中医药大学学报，21（7）：137-140.
徐莉莉，戴世杰，项晓骏，2022. 三七总皂苷对糖尿病肾病小鼠 TGF-β1 及自噬相关蛋白 Bax、Bcl-2、LC3I/LC3II 表达的影响[J]. 中国中医药科技，29（4）：560-565.
张希，王文倩，许旭东，等，2019. 三七素的药理作用研究进展[J]. 现代药物与临床，34（10）：3192-3196.
左宪宏，殷晓宁，李月琴，等，2023. 三七总皂苷通过抑制RAGE/MAPK信号通路减轻糖尿病性骨质疏松大鼠的炎症损伤[J]. 中国骨质疏松杂志，29（3）：343-348.

32. 桑椹

本品为桑科植物桑的干燥果穗。主产于养蚕区。

性味与归经　味甘、酸，性寒。归心、肝、肾经。

功效与主治　滋阴补血，生津，润肠。主治阴血亏虚的头晕耳鸣，目暗昏花，失明，须发早白，遗精等。

主要成分　桑椹中含有游离氨基酸、维生素（如B族维生素、维生素C等）、微量元素、矿物质、挥发油、生物碱和黄酮类以及多糖等多种成分。

降糖机制　从桑椹中提取的总多糖、黄酮和生物碱是降血糖主要成分。动物实验表明，这些活性成分可提高糖尿病小鼠的耐糖能力，对糖尿病小鼠糖代谢有调整作用；提高正常大鼠血中胰岛素水平，从而促进正常大鼠胰岛素的分泌，控制餐后血糖；对降血糖具有一定活性作用。

临床用法　内服：水煎服，临床常用剂量 6～12g，鲜品可用 15～30g。

参 考 文 献

陈晨，马雯芳，2020. 桑葚化学成分与药理作用研究进展[J]. 心理月刊，15（8）：232-233.
董强，李阳，国锦琳，2021. 桑椹多糖研究进展[J]. 中药与临床，12（4）：77-80.
孟祥慧，张伯礼，李玉红，等，2022. 中药基于 Nrf2/ARE 通路改善糖尿病心肌病的研究进展[J]. 中草药，53（1）：250-260.

33. 桑叶

本品为桑科植物桑的干燥叶子。我国各地均有。主产于浙江、安徽、湖南、四川等地，以养蚕区的产量较多。

性味与归经　味苦、甘，性寒。归肺、肝经。

功效与主治　疏散风热，清肺润燥，清肝明目，平抑肝阳，凉血止血。主治风热感冒，肺热燥咳，肝阳上扰之头晕头痛、目赤肿痛。

主要成分　①黄酮类化合物：桑叶是植物界中茎叶黄酮类化合物含量较高的一类植物，其占桑叶干重的 1%～3%，主要是芸香苷（芦丁）、槲皮素、异槲皮苷、槲皮素-3-葡萄糖苷等化合物。②生物碱：是桑叶的主要活性成分，其中 1-脱氧野尻霉素唯桑叶独有。③植物甾醇：桑叶中的植物甾醇含量比一般植物高 3～4 倍。主要是 β-谷甾醇、豆甾醇、菜油甾醇等。④γ-氨基丁酸：桑叶中含有丰富的 γ-氨基丁酸。⑤桑叶多糖：桑叶还含有较多的桑叶多糖。此外，还含有维生素 A、维生素 B_1、维生素 B_2、维生素 C、胡萝卜素以及铜、锌、硼、锰。

降糖机制　生物碱和多糖是桑叶中主要的降血糖成分。其降糖作用是通过以下两个途径实现的，一是生物碱的作用，主要是 1-脱氧野尻霉素对双糖类分解酶活性产生抑制作用，从而抑制小肠对双糖的吸收，达到降低餐后血糖的目的；另一个途径是通过桑叶中生物碱及桑叶多糖促进 β 细胞分泌胰岛素的作用，而胰岛素可以促进细胞对糖的利用，使肝糖原合成，从而影响了糖代谢，最终达到降低血糖的效果。

临床用法　内服：水煎服，临床常用剂量 5～9g；或入散剂。外用煎水洗眼。

参 考 文 献

段钰卉，代泓钰，安永铖，等，2022. 基于 PPAR-α/CPT-1 信号通路的桑叶总黄酮调控 T2DM 大鼠肝脏脂质代谢作用及其机制[J]. 中国实验方剂学杂志，28（15）：61-69.
冯淦熠，刘莹莹，李颖慧，等，2020. 桑叶黄酮降糖、降脂作用与机制及其在动物生产中的应用[J]. 动物营养学报，32（1）：48-53.
冯雪，王希搏，王敦方，等，2022. 桑叶多肽维持动物血糖健康水平的功能评价[J]. 中医药学报，50（8）：32-35.
楼逸琛，孟莉扬，刘晓蝶，等，2020. 桑叶有效部位调节糖脂代谢机制研究进展[J]. 浙江中西医结合杂志，30（12）：1034-1037.

王春亮，齐鹏，陈爱荣，2019. 桑叶多糖治疗糖尿病机制的研究进展[J]. 中国临床药理学杂志，35（1）：91-94.

34. 沙参

本品为伞形科植物珊瑚菜的根。主产于辽宁、河北、山东、江苏、浙江、福建、台湾、广东等地。

性味与归经　味甘、微苦，性微寒。归肺、胃经。

功效与主治　养阴清肺，益胃生津。主治肺阴虚的肺热咳嗽，干咳久咳等。胃阴虚或热伤胃阴、津液不足的口渴咽干等。

主要成分　轮叶沙参的根中含三萜皂苷和淀粉，珊瑚菜的根含生物碱、丰富的淀粉；果实含珊瑚菜素、王草素、佛手柑内酯；此外，还含有棕榈酰-β-谷甾醇、羽扇豆烯酮、β-谷甾醇和24-亚甲基-环阿尔廷醇等成分。

降糖机制　沙参中多糖类物质具有降血糖作用。

临床用法　内服：水煎服，临床常用剂量4.5～9g。

参考文献

古军霞，孙会改，李阳，等，2022. 基于网络药理学探讨北沙参干预糖尿病的分子机制[J]. 中成药，44（1）：264-269.

景永帅，张浩，程文境，等，2022. 北沙参多糖的提取工艺、理化性质和生物活性研究进展[J]. 食品安全质量检测学报，13（8）：2610-2617.

邱晓月，景永帅，郑玉光，等，2021. 北沙参多糖对免疫系统调节作用研究进展[J]. 中国药理学与毒理学杂志，35（10）：794.

35. 山药

本品为薯蓣科植物薯蓣的干燥根茎。原产于山西平遥、介休，现分布于我国华北、西北及长江流域的各省区。

性味与归经　味甘，性平。归脾、肺、肾经。

功效与主治　益气养阴，补脾肺肾，固精止带。主治脾胃虚弱、肺肾虚弱、阴虚内热、口渴多饮之消渴证。

主要成分　皂苷元、尿囊素、糖蛋白、多种氨基酸、多糖，钴、铬等。根茎含多巴胺、儿茶酚胺，以及胆甾醇、麦角甾醇、菜油甾醇等。

降糖机制　山药的皂苷类、黄酮类物质对α-葡萄糖苷酶具有抑制作用。动物实验表明，山药多糖可明显降低四氧嘧啶诱导的糖尿病大鼠的血糖，同时升高C肽含量，增加胰岛素分泌、改善受损的胰岛β细胞功能。

临床用法　内服：水煎服，临床常用剂量6～12g。

参考文献

蔡羽，植飞，陈运中，等，2022. 铁棍/佛手山药粗多糖的抗糖尿病作用效果比较[J]. 现代食品科技，38（4）：

10-18，215.
龚凌霄，池静雯，王静，等，2019. 山药中主要功能性成分及其作用机制研究进展[J]. 食品工业科技，40（16）：312-319.
梁杉，王琨，刘佩瑶，等，2022. 山药多糖结构、生物活性及其机制研究进展[J]. 食品科学，43（23）：296-304.
钟文婷，董雨荷，谭伟健，等，2021.山药多糖药理作用的研究进展及其应用展望[J]. 食品安全导刊，（19）：126-127，129.

36. 生地黄

本品为玄参科多年生草本植物地黄的新鲜或干燥的块根。主产于我国河南、河北、内蒙古及东北。

性味与归经　味甘，性寒。归心、肝、肾经。

功效与主治　清热凉血，养阴生津。主治热入营血之斑疹吐衄，骨蒸劳热，内热消渴，津伤口渴。

主要成分　生地黄的化学成分以苷类为主，其中又以环烯醚萜苷类为主。从鲜地黄分离得到的环烯醚萜苷有：益母草苷、桃叶珊瑚苷、梓醇等；以梓醇的含量最高。还含有糖类：*D*-葡萄糖、*D*-半乳糖、*D*-果糖、蔗糖、棉子糖、水苏糖等，以水苏糖的含量最高，达64.9%。还含赖氨酸、组氨酸、精氨酸、*γ*-氨基丁酸等氨基酸以及葡萄糖胺，*D*-苷露醇，腺苷及无机元素等。

降糖机制　动物实验表明，地黄根茎的热水提取物中乙醇沉淀组分的主要成分是果胶样多糖，其存在于多糖结构部分，给正常小鼠投提取物可明显提高肝葡糖激酶、葡萄糖-6-磷酸酶脱氢酶的活性；但可降低肝葡萄糖-6-磷酸酶及磷酸果糖激酶的活性。能刺激胰岛素的分泌并降低正常大鼠肝脏的糖原含量。对正常及 STZ 诱导的小鼠显示出降血糖作用。

临床用法　内服：水煎服，临床常用剂量 10～15g，鲜品倍量。外用：鲜品适量，捣烂外敷。

参考文献

陈金鹏，张克霞，刘毅，等，2021. 地黄化学成分和药理作用的研究进展[J]. 中草药，52（6）：1772-1784.
刘丽婷，郑兰奇，林稼樱，等，2019. 生地对 SD 大鼠 2 型糖尿病并发症的预防作用[J]. 中国中西医结合肾病杂志，20（3）：192-195.
朱珏，朱香梅，石雨荷，等，2022. 地黄的研究进展及其质量标志物的预测分析[J]. 中药材，45（5）：1273-1281.

37. 石斛

本品为兰科草本植物环草石斛、马鞭石斛等多种石斛的茎。主产于四川、贵州、云南等地。

性味与归经　味甘，性微寒。归胃、肾经。

功效与主治　养阴清热，益胃生津。主治热病伤津，低热烦渴，口燥咽干，舌红苔少。胃阴不足，口渴咽干等。

主要成分　金钗石斛主要含生物碱如石斛碱、石斛次碱、6-羟基石斛碱、石斛醚碱、6-羟基石斛醚碱、4-羟基石斛醚碱、次甲基石斛素等。

降糖机制　金钗石斛多糖和生物碱，对肾上腺素引起的高血糖小鼠有明显的降血糖作用，石斛碱还能激活胰岛β细胞，分泌大量的胰岛素，又可通过激活细胞表面的受体，使血液中的糖分子进入细胞并利用，达到降糖作用。

临床用法　内服：水煎服，临床常用剂量6～12g，鲜品可用15～30g。

参考文献

黄琦，廖鑫，吴芹，等，2019. 金钗石斛总生物碱对糖尿病合并非酒精性脂肪肝大鼠胰岛素抵抗的影响[J]. 中国比较医学杂志，29（8）：75-78，98

秦瑜，陈瑜，李春霞，2023. 金钗石斛治疗糖尿病及其相关病变的实验研究进展[J]. 上海中医药杂志，57（2）：21-25.

周忠瑜，蒲婷婷，张蕾，等，2022. 石斛属植物抗糖尿病本草学、物质基础及作用机制研究进展[J]. 中草药，53（18）：5934-5944.

38. 太子参

本品为石竹科植物孩儿参的干燥块根。又名孩儿参、童参。原产于美国、加拿大等国，我国有10种。主要分布于华东、华北、青藏高原、中南等地。目前已被国家卫生健康委员会确定列入"可用于保健食品的中药材名单"。

性味与归经　味甘、微苦，性平。归脾、肺三经。

功效与主治　补益脾肺，益气生津。治肺虚咳嗽，脾虚食少，心悸，怔忡，水肿，消渴，精神疲乏。但其补气益阴生津之力，均弱于西洋参。

主要成分　太子参含皂苷、淀粉、果糖、麦芽糖、蔗糖等糖类成分；还含有包括8种人体必需氨基酸的游离氨基酸成分，其中以精氨酸、谷氨酸、天冬氨酸含量较高，占游离氨基酸的30%～40%。另外，块根脂类中脂肪酸类有棕榈酸、亚油酸、甘油-1-单亚油酸脂等；从水溶性部分得到多糖PHP-A、PHP-B、太子参环肽A及太子参环肽B。从挥发油中得到吡咯、糠醛、糠醇、1-甲基-3-丙基苯等12种化合物，其中含量最高的糠醛是总挥发油中的主要成分；含微量元素锰、铜、锌、铁、锶等。

降糖机制　动物实验表明，太子参多糖能改善四氧嘧啶诱导的糖尿病大鼠的一般状况，延缓体重下降，降低空腹血糖；显著降低糖尿病小鼠血糖，增加体重，增加肝糖原含量，增加脾指数和胸腺指数；故太子参多糖对糖尿病小鼠具有显著的治疗作用。

临床用法　内服：水煎服，临床常用剂量10～30g。

参考文献

倪建成，范永飞，叶祖云，2023. 太子参化学成分、药理作用和应用的研究进展[J]. 中草药，54（6）：1963-1977.

宋叶，林东，梅全喜，等，2019. 太子参化学成分及药理作用研究进展[J]. 中国药师，22（8）：1506-1510.
王崇敏，李军，晋海军，等，2021. 太子参多糖的研究进展[J]. 食品安全质量检测学报，12（24）：9481-9489.

39. 天花粉

本品为葫芦科植物栝楼或双边栝楼的干燥根。分布于我国南北各地。栝楼主产于河南的新乡、安阳，河北的邯郸，山东的肥城等地；双边栝楼主产于四川的绵阳、德阳等地。

性味与归经　味甘、微苦，性微寒。归肺、胃经。

功效与主治　清热泻火，生津止渴，消肿排脓。主治热病烦渴，肺热燥咳，内热消渴，疮疡肿毒。

主要成分　栝楼根中含有糖类化合物即天花粉多糖，多糖主要由葡萄糖、半乳糖、果糖、甘露糖、木糖和少量蛋白质组成。栝楼根中还含有多种酶，其中以 β-半乳糖苷酶活性最强，α-甘露糖苷酶活性次之。栝楼根中亦含多种氨基酸，如二水合瓜氨酸、α-羟甲基丝氨酸、瓜氨酸以及丙氨酸、缬氨酸、酪氨酸、赖氨酸和 γ-氨基丁酸等。此外，栝楼根中尚含棕榈酸、α-菠菜甾醇、皂苷和多量淀粉等。

降糖机制　用胰岛细胞膜色谱法（cMc）模型筛选的活性部位 THF_3 具有降低正常小鼠及四氧嘧啶诱导的高血糖小鼠血糖的作用，表明 THF_3 是天花粉中降糖有效部位。天花粉凝集素是一种半乳糖特异性的植物凝集素，在体外实验中有胰岛素样作用，对半乳糖有特异结合力，有实验报道利用肝癌细胞消耗葡萄糖模型和四氧嘧啶诱导的糖尿病小鼠模型结合提取分离手段，明确天花粉中降血糖的活性部位为天花粉凝集素蛋白部分。且日本学者早在 1989 年就通过动物实验发现天花粉中葡萄糖瓜蒌聚糖 A、葡萄糖瓜蒌聚糖 B、葡萄糖瓜蒌聚糖 C、葡萄糖瓜蒌聚糖 D、葡萄糖瓜蒌聚糖 E 均具有降糖作用，其中以葡萄糖瓜蒌聚糖 A 降糖作用最为明显。

临床用法　内服：水煎服，临床常用剂量 10～15g。

参 考 文 献

王静，蒋杰，李新朋，等，2021. 天花粉治疗糖尿病物质基础及作用机制研究进展[J]. 药学研究，40（10）：684-686，697.
张琪，彭向前，2021. 栝楼的活性成分及其药理作用的研究进展[J]. 山东化工，50（14）：98-100.
张晓敏，牛宪立，魏妮娜，等，2020. 天花粉对糖尿病大鼠降糖作用的研究[J]. 中国民族民间医药，29（7）：13-16.

40. 铁皮石斛

本品为兰科石斛兰属多年生草本植物，主产于浙江、福建、广西、云南等地。

性味与归经　味甘，性微寒。归胃、肾经。

功效与主治　益气养阴，和血通脉。主治：用于热病伤津，低热烦渴，口燥咽干，舌红苔少；胃阴不足，食少呕逆；肾虚目暗，视力减退，内障失明等。

主要成分　①苯类及其衍生物：铁皮石斛素 A、铁皮石斛素 B、铁皮石斛素 C、铁皮石斛素 D、铁皮石斛素 E、铁皮石斛素 F 等；②酚类化合物：阿魏酸、对羟基苯甲醛、阿魏酸酰胺、丁香酸、丁香醛、香草酸等；③木脂素类化合物：丁香脂素-*O*-*β*-*D*-吡喃葡萄糖苷及开环异落叶松树脂酚等；④黄酮类化合物：柚皮素和 3′，5，5′，7-四羟基二氢黄酮等；此外，还含有铁皮石斛素 R、腺苷、尿苷、蔗糖等多种成分。

降糖机制　动物实验表明，铁皮石斛中的石斛多糖降糖机制有两个方面：①抑制肾上腺素引起的肝糖原分解和促进肝糖原合成；②增强胰岛素活性，从而可减少血糖的来源，增加血糖的去路。铁皮石斛可能具有降低小鼠血糖值的作用，故铁皮石斛也具有胰外降血糖作用机制。

临床用法　内服：水煎服，临床常用剂量 6～12g。

参 考 文 献

寇战利，陈社论，刘冰林，等，2021. 铁皮石斛多糖对糖尿病大鼠脂代谢异常的改善作用及机制[J]. 广州中医药大学学报，38（11）：2462-2468.
孙乐，陈晓梅，吴崇明，等，2020. 铁皮石斛多糖药理活性研究进展[J]. 药学学报，55（10）：2322-2329.
王云威，王景雪，2020. 铁皮石斛多糖对 2 型糖尿病小鼠降糖降脂的作用[J]. 食品科学，41（21）：127-132.
张晔，胡艳红，柯发杰，等，2021. 铁皮石斛多糖对糖尿病性白内障大鼠氧化应激及 ERK 信号通路的影响[J]. 中国中医眼科杂志，31（4）：233-237，244.

41. 菟丝子

本品为旋花科植物菟丝子的干燥成熟种子。主产于华北、华东、中南、西北及西南各省。

性味与归经　味辛甘，性平。归肝、肾、脾经。

功效与主治　补肾固精，养肝明目，止泻，安胎。主治腰痛耳鸣，阳痿遗精，消渴，不育，遗尿失禁，淋浊带下，头目昏暗，食少泄泻，胎动不安。

主要成分　菟丝子含黄酮类：槲皮素、紫云英苷、金丝桃苷等；甾醇类：胆甾醇、菜油甾醇、*β*-谷甾醇等；生物碱、苷类、甾醇、鞣酸、糖类以及微量元素和多种氨基酸等成分。

降糖机制　动物实验表明，菟丝子中含有的多糖等活性成分等，在体外能抑制 *α*-淀粉酶活性，具有降低血糖作用。

临床用法　内服：水煎服，临床常用剂量 10～20g。

参 考 文 献

宋晓钰，姜玉婷，2020. 菟丝子总黄酮的药理作用及其治疗痛经的研究[J]. 医学信息，33（8）：29-31.
于莹，张功，韩涛，等，2020. 基于网络药理学与分子对接方法研究菟丝子对 2 型糖尿病的作用研究[J]. 中国临床药理学杂志，36（7）：813-817.
张新轩，2021. 菟丝子的药学研究进展[J]. 海峡药学，33（3）：56-59.

42. 西洋参

本品为五加科植物西洋参的干燥根，是人参的一种。又称花旗参、广东人参，原产于美国北部到加拿大南部一带，以威斯康星州为主。我国引种成功主要分布在东北三省、陕西秦巴山区、福建、云南等。

性味与归经　味甘、微苦，性凉。归心、肺、肾三经。

功效与主治　益气养阴，清热生津。主治肺胃阴虚，气阴两亏，咽干口渴，久嗽失血，虚热烦倦。

主要成分　西洋参根茎含人参皂苷Ro、人参皂苷Rb_1、人参皂苷Rb_2、人参皂苷Rc、人参皂苷Rd、人参皂苷Re、人参皂苷Rg_1以及假人参皂苷F11，以人参皂苷Rb_1含量最高；还含活性成分多糖，精氨酸、天冬氨酸等18种氨基酸；又含挥发油、树脂等。其最主要的活性成分是人参皂苷及西洋参皂苷。

降糖机制　动物实验表明，西洋参皂苷能提高大鼠胰岛素的敏感性，明显改善胰岛素抵抗，调节胰岛素分泌，促进糖代谢和脂肪代谢，对治疗糖尿病有一定辅助治疗作用。

临床用法　内服：水煎服，临床常用剂量3～6g。

参考文献

贾琦琦，石韶琦，李宁阳，等，2020. 西洋参多糖的研究进展[J]. 中国果菜，40（10）：26-31.
尚猛，孙绍庆，王霞，等，2021. 基于网络药理学探究西洋参治疗2型糖尿病机制[J]. 广东化工，48（9）：114-115，102.
首蓉，郭晓宇，屠鹏飞，等，2022. 西洋参化学成分、生物活性、品质评价及产品开发研究进展[J]. 药学学报，57（6）：1711-1725.
谢佳明，阚玉娜，刘笑男，等，2022. 西洋参中人参皂苷结构多样性及药理活性研究进展[J]. 辽宁中医药大学学报，24（1）：75-80.

43. 仙人掌

本品为石竹目沙漠植物的一个科。全国均产。

性味与归经　味苦、涩，性寒。归心、肺、胃三经。

功效与主治　清热解毒，舒筋活络，散瘀消肿，解肠毒，凉血止痛，润肠止血，健胃止痛，镇咳。主治胃、十二指肠溃疡，痔，急性痢疾，咳嗽；外用治流行性腮腺炎，乳腺炎，痈疖肿毒，蛇咬伤，烧烫伤。

主要成分　茎、叶含三萜、苹果酸、琥珀酸；灰分中含24%碳酸钾；此外，还含有十七醇、*β*-谷甾醇、十八烯酸、胡萝卜苷、异鼠李黄素-3-*O*-*β*-*D*-芸香糖苷等。

降糖机制　动物实验研究表明，仙人掌果多糖提取物（CPFP）降糖机制主要表现在调节糖代谢有关的酶，加速葡萄糖代谢；促进糖原合成或抑制糖原分解；促进胰岛β细胞分泌胰岛素等。

临床用法　鲜品50～250g；外用鲜品适量，去刺捣烂敷患处。

参考文献

马东升，关鹏，高志伟，等，2019. 仙人掌多糖对糖尿病大鼠模型血糖及饮食等调控影响[J]. 海峡药学，

31（9）：34-37.
杨翠峰，徐昊，李翠翠，等，2023. 仙人掌活性成分与功能特性及食品开发研究进展[J]. 食品研究与开发，44（3）：214-218.
杨艳，周欣，陈华国，2022. 仙人掌多糖提取、纯化、结构表征及生物活性研究进展[J]. 食品与机械，38（5）：216-225.
张蕾，邢成国，张万年，等，2021. 仙人掌药理作用研究进展[J]. 宁夏医科大学学报，43（1）：96-101.

44. 青葙子

本品为苋科一年生草本植物青葙 *Celosia argentea* L.的成熟种子。主产于我国中部、南部各省。秋季采收晒干用。

性味与归经　味苦，性微寒。归肝经。

功效与主治　清泻肝火，明目退翳。主治目赤肿痛。

主要成分　胡萝卜苷、齐墩果酸、豆甾醇、棕榈酸、β-谷甾醇、对羟基苯甲酸、脂肪油及丰富的硝酸钾等。

降糖机制　青葙子中的醇提物和水提物均具有不同程度的降血糖活性，其中醇提物的正丁醇部分（A-c）和水提物中粗多糖部分（B-b）具有显著降血糖活性，粗多糖部分还具有明显促进胰岛素分泌作用。

临床用法　内服：水煎服，临床常用剂量9～15g。

参考文献

郭树鹏，黄世红，董彦，等，2016. 青葙子提取物改善糖尿病视网膜病活性及其机理研究[J]. 中医药导报，22（18）：27-30.
王丹妮，谷丽华，王峥涛，2020. 青葙子品质评价方法的研究进展[J]. 沈阳药科大学学报，37（7）：662-672.
郗枝花，王船英，周月乔，等，2019. 青葙子的现代药理学研究[J]. 宜春学院学报，41（9）：27-31.

45. 薏苡仁

本品为禾本科植物薏米 *Coix lacryma-jobi* L.var.*mayuen*（Romen.）Stapf 的种仁。全国各地都有栽培，以辽宁、福建、江苏、河北等地产量较大。

性味与归经　味甘、淡，性凉。归脾、胃、肺经。

功效与主治　利水渗湿，健脾，除痹，清热排脓。主治小便不利，水肿，脚气及脾虚泄泻，湿痹拘挛，肺痈，肠痈。

主要成分　薏苡仁种子含有多种氨基酸如亮氨酸、赖氨酸、精氨酸、酪氨酸等，还含有三萜化合物、薏苡素、薏苡酯等；薏苡仁种仁含有蛋白质、脂肪、糖类、维生素 B_1 等多种成分。

降糖机制　动物实验表明，薏苡仁多糖是通过影响胰岛素受体而影响糖异生作用，抑制肌糖原酵解和肝糖原分解，达到降低血糖作用。

临床用法　内服：水煎服，临床常用剂量10～30g。生用清热解毒效佳。

参考文献

付敬菊，董学，钟方晓，等，2023. 薏苡仁的营养组成与现代药理研究进展[J]. 粮油食品科技，31（1）：93-99.
蒋星月，张喻惠，高嵩，等，2022. 薏苡仁多糖的药理作用及应用研究进展[J]. 中药与临床，13（5）：135-138.
李晓凯，顾坤，梁慕文，等，2020. 薏苡仁化学成分及药理作用研究进展[J]. 中草药，51（21）：5645-5657.
彭湘，陈丽，薛琳，2022. 薏苡仁提取物对糖尿病肾病大鼠肾功能的作用及机制研究[J]. 中国现代医学杂志，32（3）：10-15.

46. 银耳

真菌类银耳科银耳，又称白木耳、雪耳、银耳子等，有“菌中之冠”的美称。

性味与归经　味甘、淡，性平。归肺、胃、肾经。

功效与主治　滋补生津，润肺养胃。主治：用于治肺热咳嗽、肺燥干咳、妇女月经不调、胃炎、大便秘结等病症。

主要成分　银耳中含有蛋白质、脂肪和多种氨基酸、矿物质等成分。其中有人体必需氨基酸和非必需氨基酸；还含有多种矿物质，如钙、磷、铁、钾、钠、镁、硫等，其中钙、铁的含量很高；此外，银耳中还含有甘露糖醇、海藻糖等。

降糖机制　动物实验表明，银耳多糖能降低四氧嘧啶诱导的糖尿病小鼠的血糖水平，升高血清胰岛素水平，对四氧嘧啶诱导的糖尿病有预防作用；此外，能显著降低高血糖动物及正常动物血糖含量，还能拮抗肾上腺素引起的小鼠高血糖，抑制肝糖原分解。

临床用法　内服：煎汤，3～10g；或炖冰糖、肉类服。

参考文献

马腾茂，2019. 常见食用菌药理作用研究进展[J]. 中国果菜，39（2）：39-43.
徐灿，刁嘉茵，王淑美，2018. 银耳多糖的药理研究进展[J]. 今日药学，28（3）：207-210.
闫博文，2021. 银耳多糖的药理研究进展[J]. 中文科技期刊数据库（文摘版）医药卫生，（8）：351-352.
张黎君，2022. 银耳多糖的功能及应用研究进展[J]. 食品安全导刊，339（10）：148-150.

47. 紫草

本品为紫草科多年生草本植物新疆紫草或内蒙紫草的干燥根。主产于湖南、湖北、辽宁、新疆等地。

性味与归经　味甘、咸，性寒。归心、肝经。

功效与主治　凉血活血，解毒透疹。主治斑疹紫黑，麻疹不透，痈疽疮疡，湿疮阴痒，水火烫伤。

主要成分　含乙酰紫草素、β-羟基异戊酰紫草素、紫草素、β，β' -二甲基丙烯酰紫草素等。

降糖机制　动物实验表明，紫草根中的紫草多糖 A、紫草多糖 B、紫草多糖 C 三种成分具有一定的降血糖作用，且以紫草多糖 C 作用较强。

临床用法　内服：水煎服，临床常用剂量 6～12g。

参考文献

黄尹琦，朱邦豪，2022. 乙酰紫草素对糖尿病小鼠肝脏糖代谢的调控作用[J]. 热带医学杂志，22（7）：893-899，914，888.
廖梅，吴凌凤，姜宏梁，2020. 药用紫草醌类化合物及其药理活性研究进展[J]. 天然产物研究与开发，32（4）：694-707.
朱沛沛，李涛涛，赵伟龙，等，2014. 紫草多糖的提取、纯化及药理作用研究进展[J]. 杭州化工，44（1）：9-12，26.

48. 百合

本品为百合科植物卷丹、百合或细叶百合的干燥肉质鳞叶。主产于湖南、湖北、江苏、浙江、安徽。

性味与归经　味甘，性寒。归心、肺经。

功效与主治　养阴润肺，清心安神。主治阴虚久咳，痰中带血，虚烦惊悸，失眠多梦，精神恍惚。

主要成分　主要含甾体皂苷类成分：岷江百合苷 A、D，26-*O*-*β*-*D*-吡喃葡萄糖基-奴阿皂苷元-3-*O*-*α*-*L*-吡喃鼠李糖基-（1→2）-*β*-*D*-吡喃葡萄糖苷，百合皂苷，去乙酰百合皂苷等。还含糖及少量秋水仙碱。

降糖机制　百合的降血糖活性成分主要为甾体皂苷及多糖，可促进体内的糖类代谢及胰岛 β 细胞的分泌增殖。百合多糖一方面提高机体糖代谢酶的活性，促进葡萄糖的摄取和利用，另一方面通过提高机体抗氧化功能，抑制氧自由基对胰岛 β 细胞的损伤，间接促进胰岛素的分泌。

临床用法　内服：水煎服，临床常用剂量 6～12g。

参考文献

胡兆东，田硕，苗艳艳，等，2022. 百合的现代化学、药理及临床应用研究进展[J]. 中药药理与临床，38（4）：241-246.
粟倩，吴萍，夏伯候，等，2021. 百合化学成分及药理活性研究进展[J]. 中国药学杂志，56（11）：875-882.
孙佳宁，连希希，孙伶俐，等，2022. 百合主要成分及药理作用研究进展[J]. 中国野生植物资源，41（7）：45-50.

二、生物碱类

作用机制　生物碱类如黄连、黄柏中的小檗碱，桑叶中所含的以 1-脱氧野尻霉素为主的多羟基生物碱，金钗石斛总生物碱，山莨菪碱、麻黄碱、鸭跖草多羟基生物碱类、乌头碱类、葫芦巴碱等。动物实验和临床研究表明，其降糖机制有以下几个方面：①抑制了 *α*-葡萄糖苷酶活性；②抑制糖异生作用；③促进肝糖原合成；④具有抗氧化的作用。

参考文献

金斐，朱丽云，高永生，等，2021. 植物源活性成分降血糖作用及其机理研究进展[J]. 食品科学，42（21）：322-330.

赵隆，吉金山，李宝莉，等，2019. 中药生物碱类化合物治疗糖尿病肾病实验的研究进展[J]. 中国比较医学杂志，29（3）：117-122.

郑书臣，赵启韬，桑晓宇，等，2021. 改善胰岛素抵抗的中药活性成分及作用机制研究进展[J]. 山东中医杂志，40（1）：94-99.

1. 半夏

本品为天南星科多年生草本植物半夏的干燥块茎。主产于湖北、四川、安徽、江苏等地。我国甘肃省陇南市西和县因所产半夏质量最佳，有中国“半夏之乡”的美称。而湖北省潜江市是中国旱半夏的主要产区。

性味与归经　味辛，性温，有毒。归脾、胃、肺经。

功效与主治　燥湿化痰，降逆止呕，散结消痞；外用消肿止痛。主治痰多咳喘、痰饮眩悸、内痰眩晕、呕吐反胃、胸脘痞闷、梅核气症；生用外治痈肿痰核。姜半夏多用于降逆止呕。

主要成分　块茎含挥发油、少量脂肪、淀粉、烟碱、黏液质、天冬氨酸、谷氨酸、精氨酸、*β*-氨基丁酸等氨基酸，*β*-谷甾醇、胆碱、*β*-谷甾醇-*β*-*D*-葡萄糖苷、3，4-二羟基苯甲醛，又含降糖机制与毒芹碱及烟碱相似的生物碱、类似原白头翁素刺激皮肤的物质；嫩芽含尿黑酸及其苷等。

降糖机制　半夏中的生物碱可以明显降低四氧嘧啶诱导的小鼠模型的血糖，从而发挥降血糖作用。半夏泻心汤加减能够有效改善 2 型糖尿病脾虚胃滞证患者症状表现，调控患者血糖水平。

临床用法　内服：水煎服，临床常用剂量 3～9g。姜半夏偏于降逆止呕，法半夏偏于燥湿，竹沥半夏能清化热痰，半夏曲消食效果佳。

参考文献

倪静，徐希坤，宋萍，2022. 半夏泻心汤加减治疗（脾虚胃滞证）2 型糖尿病的效果及对其中医证候积分、血糖水平的影响[J].糖尿病新世界，29（3）：20-23.

2. 蚕沙

本品为蚕食桑后排泄出来的粪便。我国养蚕区多见。

性味与归经　味甘、辛，性温。归肝、脾、胃经。

功效与主治　祛风湿，和中化浊。主治风湿痹痛，湿浊内阻的吐泻转筋。

主要成分　蚕沙含有植物酶、氨基酸、组氨酸、胡萝卜素、B 族维生素及昆虫激素等多种成分。

降糖机制　蚕沙 60%乙醇提取物有效部位为多羟基生物碱类化合物，经药理学研究表

明具有抑制 α-葡萄糖苷酶活性，延迟双糖水解为单糖，从而推迟了葡萄糖吸收进入血液，具有降糖作用。

临床用法　内服：水煎服，临床常用剂量 5～15g；宜布包入煎。外用适量。

参 考 文 献

刘兴忠，2008. 中药蚕砂对早期糖尿病肾病的治疗作用[J]. 中国医药导报，5（12）：56-58.
张瑞杰，2013. 蚕砂的药用价值研究[J]. 医药导报，32（9）：1195-1199.
张育娟，2022. 中药治疗糖尿病肾病的研究进展[J]. 内蒙古中医药，41（5）：151-153.

3. 川芎

本品为伞形科植物川芎的根茎。主要栽培于四川、云南、贵州、广西、湖北、湖南、江西、浙江、江苏、陕西、甘肃等地。

性味与归经　味辛，性温。归肝、胆、心包经。

功效与主治　活血祛瘀，行气开郁，祛风止痛。主治头痛，月经不调，经闭痛经，产后瘀滞肿痛，癥瘕肿块，胸胁疼痛，头痛眩晕，风寒湿痹，跌打损伤，痈疽疮疡。

主要成分　川芎主要成分有：①生物碱，如川芎嗪、黑麦草灵、亮氨酰苯丙酸内酰胺；②挥发油，如十五酸乙酯、十六酸乙酯、苯乙酸甲酯等；③内酯类化合物，如丁基肽内酯、川芎肽内酯、藁本内酯等；④有机酸，如阿魏酸。也含苯酞类化合物以及双苯酞衍生物。此外，还含有香草醛、β-谷甾醇、匙叶桉油烯醇、维生素 A、蔗糖、脂肪油等。

降糖机制　研究表明，川芎嗪对环孢素引起的胰岛 β 细胞毒性有良好的保护作用，还可抑制醛糖还原酶的活性等。

临床用法　内服：水煎服，临床常用剂量 3～9g。

参 考 文 献

李瑗，罗婧，王璇，等，2022. 川芎嗪通过激活 PI3K/Akt 信号通路抑制氧化应激来改善 T2D 大鼠糖尿病肾病[J]. 解剖科学进展，28（5）：547-550.
秦魏，郭蒙，李欣雨，等，2021. 中药单体治疗糖尿病视网膜病变的研究进展[J]. 国际眼科杂志，21（8）：1373-1377.
袁仕林，孙苗，周玉佳，等，2022. 川芎嗪抗糖尿病大鼠脑缺血再灌注损伤的转录组学研究[J]. 中国药理学通报，38（11）：1688-1698.
钟庆荣，石宏斌，陈杰彬，等，2019. 川芎嗪对终末期糖尿病肾病患者微炎症及营养不良的影响[J]. 中国社区医师，35（7）：104-105.

4. 蒺藜

本品为蒺藜科植物蒺藜的干燥成熟果实。主产于河南、河北、山东、安徽等地。

性味与归经　味苦、辛，性微温。有小毒。归肝经。

功效与主治　平肝疏肝，祛风明目。主治肝阳上亢，头晕目眩，肝郁气滞，胸胁胀痛及乳房胀痛。

主要成分　果实含山柰酚、山柰酚3-葡萄糖苷、山柰酚3-芸香糖苷、蒺藜苷、过氧化物酶。干果含脂肪油3.5%及少量挥发油、鞣质、树脂、甾醇、钾盐、微量生物碱等；又含皂苷1.47%。种子含生物碱哈尔满碱和哈尔明碱，不含皂苷。

降糖机制　蒺藜能降低四氧嘧啶诱导的糖尿病小鼠血糖，主要是通过影响糖代谢过程，抑制肠道对葡萄糖的吸收；还具有抗氧化损伤作用，减轻胰岛β细胞损伤，达到降糖作用。

临床用法　内服：水煎服，临床常用剂量6～9g，或入丸散剂。

参考文献

马媛媛，图门乌力吉，2022. 协日嘎-四味汤及四味单药防治糖尿病的研究概况[J]. 中国民族医药杂志，28（6）：70-74.

吴立根，王岸娜，代红丽，等，2022. 植物性功能成分抑制能量代谢酶防治肥胖和糖尿病的研究进展[J]. 粮食与油脂，35（12）：7-9.

赵艳霞，王锋，王爽，2020. 白蒺藜皂苷对2型糖尿病大鼠视网膜的保护作用及TrkB信号通路的影响[J]. 解放军医药杂志，32（10）：24-28.

5. 防己

本品为防己科植物粉防己的干燥根。主产于安徽、浙江、江西、福建、广东、广西等地。秋季采挖，除粗皮，晒干燥。

性味与归经　味苦，性寒。归膀胱、肺经。

功效与主治　祛风湿，止痛，利水消肿。主治痹证，水肿，痰饮证。

主要成分　粉防己根中含有多种生物碱即粉防己碱、防己诺林碱、汉防己丙素、汉防己乙素等。此外，还含有黄酮苷、酚类、有机酸、挥发油、糖类等；木防己根含木防己碱、异木防己碱、木兰花碱、木防己胺等多种生物碱。

降糖机制　动物实验研究表明，粉防己碱能明显降低糖尿病大鼠的高血糖，增加血清胰岛素、胰高血糖素的浓度。粉防己碱还可抑制脂质过氧化、消除氧自由基、保护体内抗氧化酶活性，对受损胰岛β细胞有修复作用。

临床用法　内服：水煎服，临床常用剂量5～10g。

参考文献

孔晓旭，左红艳，李杨，2020. 粉防己碱的药理作用及临床应用研究进展[J]. 国际药学研究杂志，47（7）：496-501.

赖信宏，谢孟姣，陈海燕，等，2023. 防己化学成分和药理活性研究进展及质量标志物预测分析[J]. 中华中医药学刊，41（3）：244-252.

张如意，刘鑫，蔡飞，2020. 粉防己碱对链脲佐菌素所致糖尿病小鼠海马的保护机制[J]. 中国当代医药，27（25）：4-8.

6. 附子

本品为毛茛科植物乌头的子根的加工品。主产于四川、湖北、湖南等地。

性味与归经　味辛、甘，性大热，有毒。归心、肾、脾经。

功效与主治　回阳救逆，助阳补火，散寒止痛。主治亡阳证，虚寒性的阳痿宫冷，脘腹冷痛，泄泻，水肿，寒痹。

主要成分　附子化学成分含有二萜双酯类生物碱、乌头碱、次乌头碱、中乌头碱及消旋去甲乌头碱等。此外，还含有甲基多巴胺盐酸盐及去甲猪毛菜碱等多种成分。

降糖机制　附子中的生物碱成分对四氧嘧啶引起的小鼠血糖升高具有显著的降低作用，能减弱四氧嘧啶对胰岛 β 细胞的损伤及改善受损 β 细胞的功能，从而起到降低血糖的作用。

临床用法　内服：水煎服，临床常用剂量 3～15g；本品有毒，宜先煎 0.5～1 小时，直至口尝无麻辣感。

参考文献

邓晓红，黄建华，董竞成，2018. 附子药理作用的分子机制研究进展[J]. 江西中医药大学学报，30（1）：121-124.

汝沈圆，高静东，2022. 附子多糖研究进展[J]. 亚太传统医药，18（4）：235-239.

许欣，李刚敏，孙晨，等，2021. 附子水溶性生物碱及其药理作用研究进展[J]. 中药药理与临床，37（5）：213-219.

7. 蛤蚧

本品为壁虎科动物蛤蚧的干燥体。分布于广东、广西、云南等地。

性味与归经　味咸，性平。归肾、肺经。

功效与主治　助肾阳，益精血，补肺气，定咳喘。主治肺肾两虚，肾不纳气之虚喘。肾阳不足，精血亏虚的阳痿。

主要成分　蛤蚧含有多种氨基酸和微量元素及生物碱类，还含有丰富的脂类包括磷脂、糖脂、胆固醇、脂肪酸等成分。

降糖机制　动物实验研究表明，蛤蚧身或尾的 60%醇提物，对四氧嘧啶造成的高血糖小鼠有一定降糖作用。

临床用法　内服：水煎服，临床常用剂量 5～10g；研末 1～2g。

参考文献

林启云，王建如，廖瑜修，等，1984. 蛤蚧对动物免疫功能、血糖、耐缺氧的影响[J]. 广西中医药，（5）：48-49.

熊桂玉，黄馨慧，刘舒凌，等，2019. 蛤蚧炮制历史沿革及现代研究[J]. 亚太传统医药，15（6）：187-189.

8. 葫芦巴

本品为豆科植物葫芦巴的干燥成熟种子。主产于安徽、四川、河南。

性味与归经　味甘，性温。归肾、肺、大肠经。

功效与主治　补肾，温肺，润肠。主治肺肾两虚的咳喘。肾阳虚的腰膝酸软，遗精尿频。肠燥便秘。

主要成分　葫芦巴种子含生物碱：龙胆宁碱、番木瓜碱、胆碱、葫芦巴碱等；皂苷元主要是薯蓣皂苷元等；此外，还含有槲皮素、木犀草素等黄酮类，以及脂肪酸如亚油酸和棕榈酸，糖类主要是半乳甘露聚糖，还含有维生素、钙、铁等成分。

降糖机制　葫芦巴种子所含葫芦巴碱、半乳甘露聚糖等活性成分，对正常动物和化学诱导糖尿病动物具有降血糖作用，抑制消化酶或减少淀粉的消化和葡萄糖的吸收，以及促胰岛素分泌作用；葫芦巴总皂苷对原发病性糖尿病以及糖尿病并发症起到良好调节和控制作用。

临床用法　内服：水煎服，临床常用剂量 3～10g，或入丸散剂。

参考文献

刘子怡，2021. 葫芦巴籽中葫芦巴碱的提取及应用研究进展[J]. 现代盐化工，48（4）：8-9.

尚杰，刘淼，梁洋，等，2022. 中药活性成分治疗糖尿病及其并发症的研究进展[J]. 世界科学技术（中医药现代化），24（5）：1729-1737.

杨玲，马玉静，肖定福，等，2020. 葫芦巴生物学功能研究进展及其应用[J]. 动物营养学报，32（1）：62-70.

9. 黄柏

本品为芸香科植物黄皮树的干燥树皮。主产于四川、贵州、云南等地。

性味与归经　味苦，性寒。归肾、膀胱经。

功效与主治　清热燥湿，泻火解毒，退热除蒸。主治湿热带下，热淋脚气，泻痢黄疸，疮疡肿毒，湿疹湿疮，阴虚发热，盗汗遗精。

主要成分　黄柏的主要成分是小檗碱、黄柏碱、木兰花碱、药根碱等多种生物碱。此外，还含黄柏内酯、黄柏酮、黄柏酮酸以及 7-脱氢豆甾醇、β-谷甾醇等内酯、甾醇、黏液质等。

降糖机制　黄柏中含有的小檗碱有明显的降血糖作用。主要是黄柏提取物（P55A）对 ERK_2 及 PI_3-激酶活性、对糖原合成的影响，P55A 的丁醇提取物通过激活 ERK_2 及 PI_3-激酶，促进肝糖原合成，调节血糖浓度。

临床用法　内服：水煎服，临床常用剂量 3～15g。外用适量。

参考文献

代琪，胡宇，雷蕾，等，2020. 黄柏炮制品的考证、化学成分和药理作用研究进展[J]. 亚太传统医药，16（10）：205-208.

冯媛，牛敏格，张清清，2021. 关黄柏化学成分与药理活性研究进展[J]. 中国现代中药，23（8）：1486-1498.

王玲，杜潇，祝华莲，等，2022. 黄柏有效成分的药理作用研究进展[J]. 江苏中医药，54（4）：77-81.

王荣，2020. 川黄柏的化学成分及药理活性研究进展[J]. 临床合理用药杂志，13（1）：173-174.

10. 黄连

本品为毛茛科植物黄连、三角叶黄连或云连的干燥根茎。以上“三连”又习称为“味连”、“雅连”和“云连”。分布于四川、贵州、湖北、陕西、云南等地。

性味与归经　味苦，性寒。归心、肝、脾、胆、胃、大肠经。

功效与主治　清热燥湿，泻火解毒。主治胃肠湿热，泻痢呕吐，热盛火炽，高热躁烦，痈疽疔毒，皮肤湿疮。

主要成分　根茎含多种生物碱，主要是小檗碱（又称黄连素），为5%～8%。其次为黄连碱、甲基黄连碱、掌叶防己碱、药根碱、非洲防己碱。尚含黄柏酮、黄柏内酯、木兰花碱、阿魏酸等。叶含小檗碱。此外，黄连中还含有多种微量元素。从三角叶黄连中分离鉴定了黄连碱、小檗碱、掌叶防己碱和药根碱。

降糖机制　小檗碱可对抗外源性葡萄糖引起的血糖升高，对抗肾上腺素升血糖的作用，明显降低四氧嘧啶诱导的糖尿病小鼠血糖，改善自发性糖尿病小鼠的葡萄糖耐量。其降糖机制是小檗碱通过抑制以丙氨酸为底物的糖原异生作用，促进糖酵解产生，从而达到降低血糖的目的。

临床用法　内服：水煎服，临床常用剂量2～5g。外用适量。

参考文献

陈晓媛，曹怀敏，王佳佳，等，2023. 黄连素治疗2型糖尿病的效果[J]. 中国城乡企业卫生，38（3）：160-162.
刘宏民，吴洁洁，陈欢，等，2022. 基于 InsR/PI3K/Akt 通路研究岩黄连总碱纠正高脂喂养小鼠糖代谢紊乱的作用机制[J]. 中草药，53（12）：3687-3693.
娄文娇，郭敬，张帆，等，2022. 黄连素（小檗碱）治疗早期糖尿病肾病有效性和安全性系统回顾及 Meta 分析[J]. 中国中西医结合肾病杂志，23（6）：510-513.
田谷正男，周鑫超，颉若童，等，2023. 黄连须多糖降血糖活性及结构表征[J]. 中草药，54（6）：1825-1832.
王新征，李燕，2021. 黄连降糖作用机制的研究进展[J]. 中医临床研究，13（12）：125-127.

11. 莲子

本品为睡莲科水生草本植物莲的种子。我国大部分地区均有出产，而以江西赣州、福建建宁产者最佳。

性味与归经　味苦、涩，性平。归脾、肾、心经。

功效与主治　涩肠止泻，敛肺止咳，利咽开音。主治久泻、久痢，脱肛，久咳，失音等。

主要成分　含有生物碱：莲心碱、甲基莲心碱、异莲心碱、莲心季铵碱、荷叶碱、乌药碱等；还含有木犀草素、芦丁、金丝桃苷等黄酮类化合物；此外，莲子心中还含有水溶性多糖，以及锌、铜、铁、钙、镁、钠、钾、镍、锰、镉等。

降糖机制　动物实验表明，莲子心中降血糖的活性成分生物碱能显著降低实验性糖尿病小鼠的血糖。

临床用法　内服：水煎服，临床常用剂量10～15g。

参 考 文 献

郭鹏，翁公羽，何瑞波，等，2019. 莲属植物主要化学成分和药理作用研究现状[J]. 武警后勤学院学报（医学版），28（8）：68-72.
龙文静，余武，2021. 莲子多酚药理作用研究进展[J]. 现代园艺，44（2）：10-11.
孟雪莲，陈曼玲，陈长兰，2019. 莲子心生物碱活性成分的药理作用研究进展[J]. 辽宁大学学报（自然科学版），46（3）：229-236.

12. 麻黄

同“多糖类”中“麻黄”。

13. 木贼

本品为木贼科植物木贼的干燥地上部分。主产于黑龙江、吉林、辽宁、河北、内蒙古、新疆、西藏、青海等地。

性味与归经　味甘、苦，性平。归肺、肝经。

功效与主治　疏散风热，明目退翳，止血。主治便血，痔疮出血。

主要成分　①挥发油：如2-甲氧基-3-（1-甲基乙基）-吡嗪、十五烷、9-辛基-十七烷等；②酚酸类：如阿魏酸、咖啡酸、延胡索酸、戊二酸甲酯、对羟基苯甲酸、香草酸、对甲氧基肉桂酸，以及异槲皮苷酸和酚酸等；③黄酮类：山柰素、槲皮素、芹菜素、木犀草素等；④糖苷：草棉素-3-双葡萄糖-8-葡萄糖苷、棉黄素-3-双葡萄糖-8-葡萄糖苷、槲皮素-3-*O*-*β*-*D*-吡喃葡萄糖苷1～5；⑤酯类：脂肪酸酯类如十六烷酸乙酯；⑥生物碱类：烟碱等。

降糖机制　木贼提取物对四氧嘧啶糖尿病大鼠的血糖有显著降低作用。

临床用法　内服：水煎服，临床常用剂量3～9g。

参 考 文 献

黄丹娜，莫单丹，周小雷，2018. 节节草的研究进展[J]. 广西中医药，41（3）：78-80.
李珊珊，赵丽婷，高相宇，等，2020. 木贼生物碱的提取及其功能的研究[J]. 基因组学与应用生物学，39（6）：2698-2704.
吕露阳，张志锋，王庆颖，等，2021. 全草类药食同源中药安全性评价研究进展[J]. 中草药，52（15）：4722-4730.

14. 牛蒡子

本品为菊科植物牛蒡的干燥成熟果实。主产于东北、河北、浙江等地。以东北三省产量最大，称作“关力子”；浙江桐乡产者质佳，称为“杜大力”；国外分布于日本及欧洲、伊朗、阿富汗、印度等。

性味与归经　味辛、苦，性寒。归肺、胃经。

功效与主治　疏散风热，利咽，宣肺透疹，解毒消肿。主治风热表证，温病初起，麻疹不透，风疹瘙痒，痈肿疮毒，丹毒，痄腮喉痹。

主要成分　果实含牛蒡苷，L-牛蒡酚，异牛蒡酚；脂肪油，脂肪酸中主要为花生酸；生物碱、纤维素；尚含有少量硬脂酸和棕榈酸，油酸及α-亚油酸，以及牛蒡甾醇、多种维生素（B族维生素、维生素C、维生素E、维生素D等）及十几种氨基酸；铁、镁、铜、锌、钙等。

降糖机制　牛蒡子提取物能显著而持久地降低四氧嘧啶诱导的糖尿病小鼠血糖，主要是与抑制α-葡萄糖苷酶活性有关，用牛蒡子的总提取物制成的糖康平制剂对四氧嘧啶诱导的糖尿病小鼠具有降低血糖作用，机制是通过促进胰岛β细胞的修复、提高胰岛素释放功能、增加外周组织靶细胞对内源性胰岛素的敏感性等从而达到降低血糖，调节机体糖代谢的作用。

临床用法　内服：水煎服，临床常用剂量5～10g，入煎剂宜打碎，炒用可使其苦寒滑肠之性减轻；或入散剂。

参考文献

陈侃俊，王丽莉，窦丹波，2022. 基于网络药理学和分子对接探讨牛蒡子治疗糖尿病肾病的作用机制[J]. 上海中医药大学学报，36（S1）：196-203.
李卓恒，卢来春，2021. 牛蒡子苷对糖尿病肾病模型小鼠的改善作用[J]. 中国药业，30（3）：14-17.
由高飞，唐金鑫，孙航，等，2022. 牛蒡子苷元对四氧嘧啶诱导糖尿病小鼠肝损伤的保护作用[J]. 食品科学，43（19）：184-190.
张华婷，王源，阮克锋，等，2020. 中药牛蒡子中的α-葡萄糖苷酶抑制剂研究[J]. 中药新药与临床药理，31（2）：163-168.

15. 桑椹

同“多糖类”中“桑椹”。

16. 桑叶

同“多糖类”中“桑叶”。

17. 山莨菪

本品为茄科东莨菪属植物山莨菪以根入药。分布于青海、甘肃、四川、西藏。

性味与归经　味苦、辛，性温，有大毒。归肝经。

功效与主治　活血祛瘀，镇痛解痉，止血生肌。主治跌打损伤，外伤出血。

主要成分　山莨菪生物碱含量高，根含莨菪碱、阿托品、东莨菪碱、脂肪油等多种成分。

降糖机制　改善糖尿病周围神经病变作用：临床试验研究表明，山莨菪碱能扩血管，改善末梢微循环和细胞膜缺血缺氧状态，对抗凝血酶原有促凝作用，降低血液黏滞性，使脉管通畅。且山莨菪碱可以使小静脉弛缓地舒张，减少毛细血管阻力，增加回心血量，提高心搏出量，此外还可以增强微血管自律运动，加快血流速度；减轻红细胞聚集，降低血液黏滞度，减少微小血栓形成；降低微血管通透性，减少渗出；有一定的舒张微动脉的作用，降低其紧张性。

临床用法　内服：1～2分；外用适量，研粉撒伤口或开水调敷患处。

参考文献

马耀华，杜宁，2022. 山莨菪碱联合美托洛尔治疗2型糖尿病合并慢性心力衰竭疗效观察[J]. 医学理论与实践，35（12）：2037-2039.

张景媛，吴嘉瑞，周唯，等，2019. 山莨菪碱临床应用进展[J]. 中国医院用药评价与分析，19（4）：385-388，392.

赵隆，吉金山，李宝莉，等，2019. 中药生物碱类化合物治疗糖尿病肾病实验的研究进展[J]. 中国比较医学杂志，29（3）：117-122.

18. 石斛

同“多糖类”中“石斛”。

19. 夏枯草

本品为唇形科植物夏枯草的干燥果穗。因此草夏至后即枯，故有此名。广泛分布于我国各地，主产于江苏、浙江、安徽、湖北等地。

性味与归经　味苦、辛，性寒。归肝、胆经。

功效与主治　清热泻火，清肝明目，散结消肿。主治目赤肿痛，瘰疬瘿瘤，乳痈肿痛等。

主要成分　夏枯草全草含有以齐墩果酸为苷元的三萜皂苷。还含有芦丁、金丝桃苷等苷类物质。也含有熊果酸、咖啡酸及游离的齐墩果酸等有机酸。以及维生素 B_1、维生素C、维生素K、胡萝卜素、树脂、苦味质、鞣质、挥发油、生物碱及氯化钾等无机盐。果穗中含飞燕草素和矢车菊素的花色苷、*D*-樟脑、*D*-小茴香酮、熊果酸。

降糖机制　动物实验表明，其降糖机制可能与夏枯草提取物通过修复β细胞，使胰岛素分泌增加或调节组织糖、脂代谢有关。夏枯草醇提物可降低正常小鼠和四氧嘧啶诱导的糖尿病小鼠血糖水平，可对抗肾上腺素升高血糖作用，并具有改善糖耐量、增加肝糖原合成的作用。其机制可能与促进胰岛素分泌或增加组织对糖转化利用有关。夏枯草提取物可能通过提高体外胰岛素的敏感性，有效降低小鼠血糖，能增强格列本脲的降血糖作用。

临床用法　内服：水煎服，临床常用剂量9～15g，或熬膏服。

参考文献

卢旻昱，刘铜华，侯毅，等，2019. 夏枯草的药理作用及研究进展述要[J]. 世界最新医学信息文摘，19（31）：31-33.

王巧琼，杨冬梅，陈临江，等，2021. 中药夏枯草化学成分及药理作用研究概述[J]. 广东化工，48（24）6-7，10

王艳杰，郝嘉平，代巧妹，等，2022. 中药夏枯草药理作用及其分子机制研究进展[J]. 中医药导报，28（2）：118-122.

20. 玄参

本品为玄参科多年生草本植物玄参的根。产于长江流域以及福建、陕西等地。晒干、切片，生用。

性味与归经　味苦、甘、咸，性微寒。归肺、胃、肾经。

功效与主治　清热凉血，滋阴解毒。主治温邪入营，内陷心包，温毒发斑，津伤便秘，咽喉肿痛，瘰疬痰核，痈肿疮毒。

主要成分　含有哈巴苷元、哈巴苷、桃叶珊瑚苷、6-对甲基梓醇、浙玄参苷甲、浙玄参苷乙等环烯醚萜类化合物；以及生物碱、植物甾醇、油酸、硬脂酸、葡萄糖、天冬酰胺，以及微量挥发油等多种成分。

降糖机制　给家兔皮下注射玄参水浸液，可引起血糖轻度降低；玄参可使正常人红细胞胰岛素总结合率略有升高，具有降低血糖的作用。

临床用法　内服：水煎服，临床常用剂量 10～15g。

参 考 文 献

陈丽新，梁伟，2023. 玄参化学成分及药理作用的研究进展[J]. 特产研究，45（1）：147-151.
李翎熙，陈迪路，周小江，2020. 玄参化学成分、药理活性研究进展及其质量标志物分析预测[J]. 中成药，42（9）：2417-2426.
刘骏逸，程卫东，李朝晖，等，2021. 基于网络药理学研究玄参治疗糖尿病足的作用机制[J]. 中医研究，34（9）：50-55.
刘依茹，刘考铧，秦路平，等，2023. 中药玄参的化学成分、药理活性、炮制及临床应用的研究进展[J]. 中国中药杂志，48（16）：4302-4319.
郑园园，王健，蒋剑平，等，2020. 玄参多糖对 2 型糖尿病大鼠糖脂代谢及肝胰岛素信号通路的影响[J]. 中草药，51（6）：1586-1592.

21. 鸭跖草

本品为鸭跖草科一年生草本植物鸭跖草的全草，分布广泛。夏秋采收，鲜用或晒干切断用。

性味与归经　味甘、淡，性寒。归肺、胃、小肠经。

功效与主治　清热解毒，利水消肿。主治温病发热，喉痹疮疡，风水水肿，热淋涩痛。

主要成分　鸭跖黄酮、木栓酮、红草素、牡荆素、异红草素、异牡荆素，多羟基生物碱类如四氢吡咯生物碱，黄酮类化合物如水仙苷等以及丙二酸单酰基对香豆酸飞燕草苷、正十三烷醇等多种化合物。

降糖机制　鸭跖草中的多羟基生物碱类成分是 α-糖苷酶抑制剂，有显著抑制血糖的作用，对餐后血糖升高也有抑制作用。

临床用法　内服：水煎服，临床常用剂量 15～30g，鲜品加倍。

参 考 文 献

谭志荣，李沛波，袁干军，2009. 鸭跖草水提取物降血糖作用的实验研究[J]. 中国热带医学，9（8）：

1457-1458，1461.
王国平，邓美勇，周光雄，等，2007. 鸭跖草中 α-糖苷酶抑制活性多羟基生物碱类成分的 ESIMS 检识[J]. 中药材，276（2）：157-160.
王兴业，李剑勇，李冰，等，2011. 中药鸭跖草的研究进展[J]. 湖北农业科学，50（4）：652-655.
张冉，刘泉，申竹芳，等，2007. 应用 α-葡萄糖苷酶抑制剂高通量筛选模型筛选降血糖中药[J]. 中国药学杂志，（10）：740-743.

22. 泽泻

本品为多年生沼生草木，属泽泻科植物泽泻的干燥块茎。野生泽泻一般生长在沼泽地，主产于四川的都江堰、福建的建阳等地。

性味与归经　味甘、淡，性寒。归肾、膀胱经。

功效与主治　利水渗湿，泄热通淋。主治小便不利，热淋涩痛，水肿胀满，泄泻，痰饮眩晕，遗精。

主要成分　泽泻块茎中分出五种三萜类化合物：泽泻醇 A、泽泻醇 B，乙酸泽泻醇 A 酯、乙酸泽泻醇 B 酯和表泽泻醇 A；另含挥发油（内含糠醛）、少量生物碱、天冬素、一种植物甾醇、一种植物甾醇苷、脂肪酸（棕榈酸、硬脂酸、油酸、亚油酸）；还含树脂、蛋白质和多量淀粉。迄今为止，已将从泽泻中分离最新的 2 个化合物命名为泽泻二萜醇和泽泻二萜醇苷。

降糖机制　泽泻水溶性提取物对四氧嘧啶诱导的小鼠血糖升高具有显著的防治作用，能减弱四氧嘧啶对胰岛 β 细胞损伤及改善受损 β 细胞的功能。泽泻能明显对抗肾上腺素引起的小鼠血糖升高，可抑制肾上腺素促进糖原分解。泽泻具有利水的功效，对治疗糖尿病也有良好的辅助作用。泽泻与其他中药黄芪、党参、丹参、山药、黄精、茯苓、白术等配伍并结合西药治疗糖尿病肾病有较好作用。

临床用法　内服：水煎服，临床常用剂量 5～10g。

参 考 文 献

黄春丽，冯光维，许义红，等，2021. 泽泻化学成分及药理作用研究进展[J]. 广东化工，48（10）：106-108.
刘珊珊，郭杰，李宗艾，等，2020. 泽泻化学成分及药理作用研究进展[J]. 中国中药杂志，45（7）：1578-1595.
张维君，韩东卫，李冀，2021. 泽泻的化学成分及药理作用研究进展[J]. 中医药学报，49（12）：98-102.
张伟云，王明军，刘华欣，等，2019. 环氧泽泻烯对 2 型糖尿病小鼠的降糖作用[J]. 中国药理学通报，35（9）：1240-1244.

23. 枳壳

本品为芸香科植物酸橙及其栽培变种的干燥未成熟果实，枳壳在我国多地都有生产，以湖南和江西的产品为佳。

性味与归经　味苦、辛、酸，性微寒。归脾、胃经。

功效与主治　理气宽胸，行滞消积。主治胸膈痞满，胁肋胀痛，食积不化，脘腹胀满，下痢后重，脱肛，子宫脱垂。

主要成分　枳壳含有挥发油类、黄酮苷类、黄酮类，黄酮类主要为柚皮苷、新橙皮苷；还有少量的橙皮苷、川陈皮素等；此外，还含有生物碱类成分，主要是辛弗林、*N*-甲基酪胺等成分。

降糖机制　现代医学研究表明，枳壳的柚皮提取物具有抗氧化、降血脂、降血糖等生物活性。此外，可治疗糖尿病引起或加重的胃黏膜损伤，如胃肠出血、胃溃疡。

临床用法　内服：煎汤，3～9g；或入丸、散。外用：适量，煎水洗或炒热熨。

参考文献

江宝瑞，丁宏，王跃，等，2022. 枳壳的药理研究进展[J]. 云南中医中药杂志，43（6）：70-75.

汪雯，蓝天，郑芳，等，2022. 衢枳壳提取物改善 2 型糖尿病小鼠胰岛素抵抗的作用研究[J]. 浙江中医药大学学报，46（9）：936-944.

许守超，陈屠梦，包绍印，等，2019. 衢枳壳的药理作用研究进展[J]. 中国高新科技，（10）：26-28.

郑慧，王思为，钟松阳，等，2020. 衢枳壳提取物改善 2 型糖尿病 db/db 模型小鼠肾脏氧化损伤的作用研究[J]. 浙江中西医结合杂志，30（2）：105-108.

24. 苦参

本品为豆科植物苦参的干燥根。我国大部分地区均产。

性味与归经　味苦，性寒。归心、肝、胃、大肠、膀胱经。

功效与主治　清热燥湿，杀虫止痒，利尿。主治热痢，便血，黄疸，尿闭，赤白带下，阴肿阴痒，湿疹，湿疮，皮肤瘙痒，疥癣麻风；外治滴虫性阴道炎。

主要成分　主要含苦参碱、氧化苦参碱、异苦参碱、槐果碱、异槐果碱、氧化槐果碱、槐胺碱等生物碱。此外，还含有苦参醇、新苦参醇、苦参酮、异苦参酮等黄酮类化合物。

降糖机制　动物实验证实，苦参碱能显著降低糖尿病大鼠的血糖和胰岛素水平；氧化苦参碱可改善胰岛素抵抗，降低糖尿病大鼠的血糖水平；苦参黄酮也具有降血糖作用。体外实验显示，苦参素能促进离体大鼠胰岛分泌胰岛素。

临床用法　内服：煎服，临床常用剂量 4.5～9g。外用：适量，煎汤洗患处。

参考文献

高璟英，夏李霞，卫园园，等，2022. 苦参素对离体大鼠胰岛素分泌的影响[J]. 中西医结合心脑血管病杂志，20（12）：2191-2194.

马雪宁，杨素清，张君成，等，2023. 苦参药理作用研究进展[J]. 辽宁中医药大学学报，25（1）：152-156.

张明发，沈雅琴，2022. 苦参碱防治高血糖、高血脂症及其并发症的药理机制研究进展[J]. 药物评价研究，45（2）：397-404.

朱昱娴，左美玲，杨中保. 2020. 氧化苦参碱抗糖尿病作用的研究进展[J]. 中国现代医药杂志，22（3）：101-103.

25. 吴茱萸

本品为芸香科植物吴茱萸、石虎或疏毛吴茱萸的干燥近成熟果实。主产于贵州、湖南、四川、云南、陕西。

性味与归经　味辛、苦，性热，有小毒。归肝、脾、胃、肾经。

功效与主治　散寒止痛，降逆止呕，助阳止泻。主治厥阴头痛，寒疝腹痛，寒湿脚气，经行腹痛，脘腹胀痛，呕吐吞酸，五更泄泻。外治口疮，高血压。

主要成分　含挥发油，油中主要为吴茱萸烯、罗勒烯、月桂烯、吴茱萸内酯、吴茱萸内酯醇等。还含吴茱萸酸、吴茱萸碱、吴茱萸次碱、异吴茱萸碱、吴茱萸啶酮、吴茱萸精、吴茱萸苦素等。

降糖机制　吴茱萸碱、吴茱萸次碱可降低血糖，吴茱萸碱可改善胰岛素抵抗，吴茱萸次碱可缓解 db/db 2 型糖尿病小鼠的肾脏损伤。

临床用法　内服：煎服，临床常用剂量 4.5～9g。外用：适量，煎汤洗患处。

参考文献

董坤伦，陶雷，杨洁，等，2018. 吴茱萸碱降低 2 型糖尿病大鼠血糖水平[J]. 基础医学与临床，38（10）：1443-1445.
胡雪茹，2022. 吴茱萸次碱对糖尿病肾病足细胞损伤的保护作用及相关机制研究[D]. 合肥：安徽医科大学.
倪晓婷，李兆星，陈晨，等，2022. 吴茱萸的化学成分与生物活性研究进展[J]. 中南药学，20（3）：657-667.
杨春启，连闻雨，王宇光，等，2021. 吴茱萸碱药理与毒理研究进展[J]. 中国中药杂志，46（20）：5218-5225.

三、皂　苷　类

作用机制　皂苷类有人参皂苷、苦瓜皂苷、芍药皂苷、山药皂苷、三七总皂苷、西洋参总皂苷、白芍总苷、知母皂苷、玉米须皂苷等多种活性成分，实验结果表明，其降糖机制有以下几个方面：①增加胰岛素敏感性。②降低血脂以及增强抗氧化能力。③抗氧化和清除自由基，增强免疫功能，提高机体免疫力。④提高外周组织对葡萄糖的利用，促进肝糖原的合成。⑤对 α-葡萄糖苷酶具有明显抑制作用。

参考文献

罗幸，邓小敏，麦小丽，等，2022. 皂苷治疗糖尿病机制的研究进展[J]. 广西医学，44（7）：783-787.
彭川，胡学芳，陈正涛，等，2023. 中药皂苷类成分的降糖作用及机制研究进展[J]. 中国实验方剂学杂志，29（11）：266-275.
王月，苏蓉，刘振华，等，2023. 皂苷类化合物降血糖作用及其机制研究进展[J]. 天然产物研究与开发，35（1）：159-170.
杨鹏，刘铜华，吴丽丽，等，2023. 中药皂苷类成分干预糖尿病肾病作用机制研究进展[J]. 中国实验方剂学杂志，29（4）：263-271.

1. 白芍

本品为毛茛科植物芍药的干燥根。主产于安徽、黑龙江、吉林、辽宁、河北、河南、山东、山西等地。

性味与归经　味苦、酸，性微寒。归肝、脾经。

功效与主治　养血调经，平肝止痛，敛阴止汗。主治血虚或阴虚有热的月经不调，崩漏等。肝阴不足，肝气不舒或肝阳上亢的头痛眩晕等。

主要成分　芍药苷、牡丹酚、芍药花苷，尚含苯甲酸、挥发油、脂肪油、树脂、鞣质、糖、淀粉、黏液质、蛋白质、β-谷甾醇和三萜类等。

降糖机制　临床应用表明，白芍、甘草有降低空腹血糖、尿糖的作用实验研究表明，白芍总苷对糖尿病患者肾、心肌、视网膜有显著的保护作用。

临床用法　内服：水煎服，临床常用剂量5～15g。

参考文献

陆红梅，李明权，2020. 白芍总苷治疗糖尿病肾脏疾病作用机制研究进展[J]. 中华中医药学刊，38（3）：126-128.

王振贤，王立哲，2021. 白芍总苷对糖尿病所致心肌损伤的保护作用及机制研究[J]. 浙江医学，43（21）：2294-2298.

杨山景，封安杰，孙越，等，2021. 白芍总苷的药理作用及机制研究进展[J]. 中国现代应用药学，38（13）：1627-1633.

2. 苍耳子

本品为菊科植物苍耳带总苞的成熟果实。主产于山东、江西、湖北、江苏等地。

性味与归经　味辛、苦，性温，有毒。归肺经。

功效与主治　发散风寒，除湿止痛，通鼻窍，杀虫止痒。主治风寒表证，鼻塞流涕明显者，风湿痹痛，风疹瘙痒，也可用于治疥癣麻风。

主要成分　①挥发油类，如十八烷醇、二十一烷等；②脂肪酸及有机酸，如苹果酸及多种氨基酸等；③甾醇，如豆甾醇、β-谷甾醇等；④脂类及其衍生物，如棕榈酸、亚油酸等。

降糖机制　动物实验表明：从苍耳子水浸液中提出的苷类物质如苍术苷，是由碳、氢、氧和硫组成的结晶，具有明显的降血糖的作用；其机制为降低了肝糖原分解，对抗肾上腺素的升血糖的作用，从而达到降低血糖的目的。

临床用法　内服：临床常用剂量3～10g，水煎服，或入丸、散。外用适量，捣敷或煎水洗。

注意事项　血虚头痛忌用，过量易致中毒。

参考文献

程云霞，马天宇，时新刚，等，2019. 苍耳子化学成分及药理作用研究进展[J]. 食品与药品，21（6）：496-499.

刘传梦，陈海鹏，谭柳萍，等，2019.苍耳子药理作用及毒性研究进展[J]. 中国实验方剂学杂志，25（9）：207-213.

盛天露，张祖良，陈冠宜，等，2021. 苍耳草与苍耳子的研究进展[J]. 广州中医药大学学报，38（12）：2812-2816.

3. 淡豆豉

本品为豆科植物大豆成熟种子的发酵加工品。全国各地均产，主产于东北。晒干生用。

性味与归经　味辛、苦，性凉。归肺、胃经。

功效与主治　解肌发表，宣郁除烦。主治外感表证，寒热头痛，心烦，胸闷，虚烦不眠。

主要成分　具有丰富的蛋白质、大豆低聚糖、脂肪以及维生素 B_1、维生素 B_2、烟酸、胡萝卜素等成分，还含有大豆异黄酮、大豆皂苷、大豆磷脂、豆豉多糖等多种生物活性成分。

降糖机制　实验研究表明，淡豆豉降糖作用的主要活性成分之一是大豆异黄酮，其作用机制是通过抑制胰岛细胞凋亡，提高免疫功能等途径促进胰岛 β 细胞功能恢复；淡豆豉水提物对 α-葡萄糖苷酶具有明显抑制作用，达到降低血糖目的。大豆异黄酮不仅能降糖而且对糖尿病并发症也具有治疗和延缓作用，大豆皂苷能对 α-葡萄糖苷酶具有抑制作用，可降低餐后血糖。

临床用法　内服：煎汤，临床常用剂量 6～12g。

参考文献

陈怡，刘洋，覃业优，等，2020. 淡豆豉的生理活性和生产工艺研究进展[J]. 食品安全质量检测学报，11（17）：5948-5954.
董淑翔，2021. 淡豆豉的药理作用及临床运用研究进展概述[J]. 中医临床研究，13（30）：139-141.
刘晶，黄文娟，卢军，等，2023. 基于 2 型糖尿病小鼠模型探索生品黑豆、淡豆豉对二肽基肽酶-4 活性的影响[J]. 世界中医药，18（1）：70-74，80.

4. 葫芦巴

同“生物碱类”中“葫芦巴”。

5. 苦瓜

同“多糖类”中“苦瓜”。

6. 罗汉果

本品为葫芦科多年生藤本植物罗汉果的干燥果实。产于广西壮族自治区桂林市临桂区和永福县的山区。

性味与归经　味甘，性凉。归肺、大肠经。

功效与主治　清热润肺，止咳，利咽，滑肠通便。主治肺火燥咳，痰火咳嗽，咽喉肿痛，伤暑口渴，咽痛失音，肠燥便秘。

主要成分　果中主要含三萜苷类、黄酮类、糖类、蛋白质、维生素 C、维生素 E 以及含锰、铁、镍等 20 多种无机元素；此外，罗汉果种仁还含油脂成分，其中脂肪酸有亚油酸、油酸、棕榈酸等。

降糖机制　罗汉果皂苷提取物能降低四氧嘧啶诱导的糖尿病小鼠的血糖，通过免疫调节机制，拮抗糖尿病患者的细胞免疫功能失衡，从而增强机体免疫能力，对预防糖尿病并发症有一定的作用。

临床用法　煎服，10～30g；或开水泡服。

参 考 文 献

黄盼玲，肖颖梅，李泊村，等，2022. 罗汉果皂苷改善糖尿病小鼠血糖的作用研究[J]. 食品研究与开发，43（5）：8-13.

李宝铜，夏星，钟斯然，等，2020. 罗汉果总皂苷对高糖高脂饲料联合链脲佐菌素致 2 型糖尿病大鼠的作用[J]. 中国畜牧兽医，47（12）：4148-4155.

唐敏怡，黎勇，吕承豪，等，2019. 罗汉果及其功能成分干预糖脂代谢异常的分子机理研究进展[J]. 食品工业科技，40（12）：341-346，353.

韦栋，杨林杰，杨玉丹，等，2022. 罗汉果醇及其衍生物的药理作用研究进展[J]. 现代药物与临床，37（11）：2659-2664.

7. 密蒙花

本品为马钱科落叶灌木密蒙花的花蕾和花序。主产于四川、陕西、湖北、广西、广东、云南等地。春季采收，晒干用。

性味与归经　味甘，微寒。归肝经。

功效与主治　清热养肝，明目退翳。主治目赤肿痛。

主要成分　①黄酮类，如刺槐素、木犀草素、芹菜素、刺槐苷、密蒙花新苷等；②苯乙醇苷类，如毛蕊花苷即洋丁香苷、异毛蕊花苷、地黄苷等；③挥发油类，如酮、酸、烷烃、酯、醇、烯烃、联苯及杂环等化合物，其中黄酮类化合物含量相对较高。

降糖机制　动物实验表明，密蒙花正丁醇提取物中的密蒙花苷、皂苷类、毛蕊花苷等活性成分，可降低糖尿病大鼠血糖水平，主要是抑制醛糖还原酶的活性；还可以改善糖尿病患者代谢通路的异常，达到预防和延缓糖尿病并发症的作用。

临床用法　内服：水煎服，临床常用剂量 9～15g。

参 考 文 献

陈旭飞，袁利邦，古小平，等，2022. 密蒙花化学成分、药理活性研究进展及质量标志物预测分析[J]. 中国中医药信息杂志，29（11）：141-148.

龙登凯，宋善敏，艾强，等，2022. 密蒙花药用资源分布及现代药理研究进展[J]. 耕作与栽培，42（3）：53-56.

徐秋红，杨洁，李庆，等，2019. 密蒙花中木犀草素及其糖苷的药理研究进展[J]. 中国野生植物资源，38（4）：53-57，62.

8. 三七

同“多糖类”中“三七”。

9. 山药

同“多糖类”中“山药”。

10. 人参

同“多糖类”中“人参”。

11. 西洋参

同“多糖类”中“西洋参”。

12. 玉米须

本品为禾本科植物玉蜀黍的花柱和柱头。全国各地均有栽培。

性味与归经　味甘，性平。归膀胱、肝、胆经。

功效与主治　利水消肿，利湿退黄。主治湿热黄疸，水肿。

主要成分　玉米须中含多种对人体有益的化学成分，如皂苷、黄酮、生物碱、有机酸、挥发油、微量元素及多种维生素；另外玉米须中还含有铬、酒石酸、苹果酸、苦味糖苷、多聚糖、β-谷甾醇、豆甾醇等。

降糖机制　玉米须的发酵制剂对家兔有非常显著的降低血糖作用；玉米须中的皂苷是降低糖尿病患者血糖的主要成分。玉米须中还含有铬，铬是糖耐量因子的组成部分，可以加强胰岛素功能。玉米须中黄酮类物质的含量是玉米粒的 15 倍，其可以减少自由基的产生并清除自由基，具有很好的抗氧化能力，且玉米须水提物清除自由基的能力高于大豆异黄酮，可以预防糖尿病并发症。动物实验表明，用玉米须水煎剂可明显降低四氧嘧啶诱导的糖尿病小鼠的血糖，其水煎剂具有对抗肾上腺素升血糖的作用。

临床用法　内服：水煎服，临床常用剂量 30～60g。鲜者加倍。

参考文献

曹阳，陈丽艳，崔贝贝，等，2021. 玉米须芯合用对 2 型糖尿病大鼠的降糖作用研究[J]. 中华中医药杂志，36（11）：6734-6737.

胡玉立，丁雷，李梅，等，2021. 玉米须多糖对糖尿病大鼠的糖脂代谢及 PGC-1α 蛋白糖异生信号通路的影响[J]. 环球中医药，14（6）：1000-1006.

黄俊文，倪贺，阳成伟，2021. 玉米须活性成分提取及其保健机理研究进展[J]. 食品工业科技，42（8）：388-395.

李敏，刘畅，2021. 不同益生菌发酵玉米须产物对体内外降糖作用的影响[J]. 安徽农学通报，27（2）：16-17，23.

13. 玉竹

本品为百合科植物玉竹的根茎。主产于东北三省、河北、山西、内蒙古、甘肃、青海、山东、河南、湖北、湖南、安徽、江西、江苏、台湾及福建等地。

性味与归经 味甘，性微寒。归肺、胃经。

功效与主治 养阴润燥，生津止渴。主治阴虚肺燥的干咳少痰，热病伤津，烦热口渴及消渴等。

主要成分 其化学成分有多种必需和非必需氨基酸类：天冬氨酸、苏氨酸、丝氨酸、谷氨酸、甘氨酸等。多糖类：玉竹多糖。皂苷类：甾体皂苷。甾醇类：甾醇 S-A 和 S-B。挥发油以及醇、醛、酸、酯及烷烃、鞣质、黏液质等成分。

降糖机制 玉竹甲醇提取物能使 STZ 引起的糖尿病小鼠血糖降低，改善糖耐量，同时还能抑制肾上腺素诱导的糖尿病大鼠的血糖；改善糖尿病大鼠的糖脂代谢紊乱；降低糖化血红蛋白。

临床用法 内服：水煎服，临床常用剂量 6～12g。

参考文献

刘月新，刘倩倩，廖颖妍，等，2022. 玉竹多糖结构特征及其降糖生物活性研究进展[J]. 现代中药研究与实践，36（1）：98-102.

陶爱恩，赵飞亚，王莹，等，2019. 黄精属植物抗糖尿病本草学、物质基础及其作用机制研究进展[J]. 中国实验方剂学杂志，25（15）：15-24.

周骏，惠晓亮，毛滢，等，2021. 玉竹多糖对 2 型糖尿病大鼠糖脂代谢的影响及机制研究[J]. 中国现代应用药学，38（10）：1181-1187.

14. 远志

本品为远志科植物远志和卵叶远志的干燥根。主产于山西、陕西、河南、吉林等省。山西产量最大，陕西质量最好。

性味与归经 味苦、辛，性温。归心、肾、肺经。

功效与主治 宁心安神，祛痰开窍，消散痈肿。主治失眠多梦，心悸怔忡，健忘，痰阻心窍，癫痫惊狂，痉挛抽搐，痈疽疮毒。

主要成分 远志中含有皂苷类，如远志皂苷 A、远志皂苷 B、远志皂苷 E、远志皂苷 F 和远志皂苷 G 等；糖脂类、生物碱类等成分。

降糖机制 动物实验研究表明，远志中的苷元成分是其降血糖的关键部位，不仅可以降低正常小鼠的血糖，且可以降低高胰岛素血症的非胰岛素依赖型糖尿病动物模型的血糖。

临床用法 内服：水煎服，临床常用剂量 3～9g。

参考文献

刘露，冯伟红，刘晓谦，等，2021. 中药远志的研究进展[J]. 中国中药杂志，46（22）：5744-5759.

王小雨，刘传鑫，周佳丽，等，2020. 中药远志的化学成分和药理作用研究进展及其潜在质量标志物预测分析[J]. 国际药学研究杂志，47（7）：483-495，513.
姚辛敏，周晓洁，周妍妍，等，2022. 远志化学成分及药理作用研究进展[J]. 中医药学报，50（2）：103-107.

15. 知母

本品为百合科多年生草本植物知母的干燥根茎。主产于河北、东北、山西、山东、内蒙古等地。以河北省易县的为道地药材。

性味与归经　味苦、甘，性寒。归肺、胃、肾经。

功效与主治　清热泻火，滋阴润燥。主治热病烦渴，阴虚燥热之消渴、燥咳、潮热。

主要成分　知母根茎中约含6%总皂苷，如知母皂苷A-Ⅰ、知母皂苷A-Ⅱ、知母皂苷A-Ⅲ、知母皂苷A-Ⅳ、知母皂苷B-Ⅰ和知母皂苷B-Ⅱ；还含有黄酮类的芒果苷、异芒果苷；生物碱类的胆碱、尼克酰胺、烟酸、鞣酸，以及四种知母多糖（知母多糖A，知母多糖B，知母多糖C，知母多糖D）；此外，尚含有铁、锌、锰、铜等多种微量元素；以及黏液质、还原糖等。

降糖机制　知母中具有降糖作用的是芒果苷及其衍生物，能明显降低四氧嘧啶诱导的糖尿病兔的血糖，并可减轻胰岛萎缩。30%醇洗脱知母提取物可抑制 α-葡萄糖苷酶的活性。用知母、天花粉、麦冬、黄连组方煎服，可改善糖尿病上消（如口渴、多饮等）症状。实验研究表明，知母皂苷 15g/L 能显著抑制 α-葡萄糖苷酶的活性，且能显著提高四氧嘧啶诱导的小鼠的糖耐量及降低餐后血糖。说明知母皂苷的降血糖作用可能是通过抑制 α-葡萄糖苷酶的活性，从而抑制肝的氨基酸转化成葡萄糖（即糖异生作用）或抑制糖原分解而实现的。芒果苷及其糖苷也具有降糖作用，口服后能降低 2 型糖尿病动物模型小鼠的血糖水平，而不影响正常小鼠血糖水平。对高胰岛素血症小鼠有改善症状的作用，提示芒果苷是通过增强胰岛素敏感性而发挥降血糖作用的。知母中的芒果苷和芒果苷-7-*O*-*β*-*D*-葡萄糖苷具有改善 2 型糖尿病症状的作用，其作用主要是通过对 α-葡萄糖苷酶和糖醛酶的抑制实现的。

临床用法　内服：水煎服，临床常用剂量 6～12g。

参考文献

孙立亚，奚悦，2022. 中药通过调控骨代谢相关信号通路治疗糖尿病骨质疏松的研究进展[J]. 中成药，44（8）：2580-2586.
王倩，张欢，张效科，2020. 知母主治消渴热中及降糖研究进展[J]. 陕西中医药大学学报，（6）：94-97，107.
郑威，闫丽，高慧，2020.知母盐制前后化学成分含量及改善 2 型糖尿病小鼠胰岛素抵抗作用的差异分析[J]. 中国实验方剂学杂志，26（22）：140-147.

16. 栀子

本品为茜草科植物栀子的成熟果实。产于长江以南各省，主产于湖南的湘潭、长沙、浏阳，四川的宜宾、大竹，江西的永丰等地。

性味与归经　味苦，性寒。归心、肺、三焦经。

功效与主治　泻火除烦，清热利湿，凉血解毒。主治热病心烦，湿热黄疸，血淋涩痛，血热吐衄，目赤肿痛，火毒疮疡。

主要成分　含黄酮类栀子素，三萜类化合物（如藏红花素、藏红花酸以及 *α*-藏红花苷元）；也含有环烯醚萜苷类（栀子苷、异栀子苷、栀子酮苷等）。此外，尚含有 *D*-甘露醇、*β*-谷甾醇等。

降糖机制　栀子能促进胰腺分泌。栀子苷有显著降低胰淀粉酶活性的作用，而其酶解产物京尼平增加，胰胆流量作用最强，持续时间较短。在胰腺炎时栀子有提高机体抗病能力、改善肝和胃肠系统的功能以及减轻胰腺炎等作用。栀子苷能显著促进前脂肪细胞对葡萄糖的吸收。通过小鼠荷糖试验和四氧嘧啶诱导的糖尿病小鼠血糖试验证实，栀子苷使过氧化物酶增殖体激活受体 C，从而在体内外发挥降糖作用。

临床用法　内服：水煎服，临床常用剂量 5～10g，外用生品适量，研末调敷。

参 考 文 献

陈冠宁，2022. 栀子的药物成分及药理作用研究进展[J]. 特种经济动植物，25（11）：20-22，32.

陈君第霞，潘晓琼，禹博威，等，2019. 栀子苷对糖尿病肾病小鼠的改善作用[J]. 温州医科大学学报，49（9）：644-648.

戴标，施丽丹，谢鸣部，等，2023. 栀子苷改善糖尿病肾病小鼠肾功能的作用[J]. 解剖学研究，45（1）：40-45.

胡清宇，2021. 栀子的化学成分与药理作用[J]. 化工管理，（29）：94-95.

17. 柴胡

本品为伞形科植物柴胡或狭叶柴胡的干燥根。按性状不同，分别习称“北柴胡”和“南柴胡”。北柴胡主产于河北、河南、辽宁；南柴胡主产于湖北、江苏、四川。

性味与归经　味辛、苦，性微寒。归肝、胆、肺经。

功效与主治　疏散退热，疏肝解郁，升举阳气。主治感冒发热，寒热往来，胸胁胀痛，月经不调，子宫脱垂，脱肛。

主要成分　含皂苷类成分：柴胡皂苷 a、b、d、f 等；挥发油：2-甲基环戊酮，柠檬烯，月桂烯，香芹酮，戊酸，己酸，庚酸，辛酸，2-辛烯酸，壬酸，*γ*-庚烯酸等。还含多糖、有机酸、植物甾醇及黄酮类等。

降糖机制　柴胡皂苷 D 可降低血糖，抑制炎症，降低 2 型糖尿病大鼠胰岛素抵抗。柴胡皂苷 A 可抑制 STZ 联合高脂高糖饮食诱导的糖尿病大鼠肾氧化应激和自噬损伤，减轻糖尿病肾损伤。

临床用法　内服：水煎服，临床常用剂量 5～10g，外用生品适量，研末调敷。

参 考 文 献

陈晨，李芳，2022. 柴胡皂苷 A 抑制链脲佐菌素联合高脂高糖饮食诱导的糖尿病大鼠肾氧化应激和自噬损伤[J]. 中国组织化学与细胞化学杂志，31（6）：558-564.

宋萍，纳娜，王燕，2023.柴胡皂苷 D 对 2 型糖尿病大鼠胰岛素抵抗及 FoxO1/PGC-1α 通路的影响[J/OL]. 中国免疫学杂志：1-14. http：//kns.cnki.net/kcms/detail/22.1126.R.20221121.1048.010.html.
吴启洋，刘纪明，谢华，等，2022. 柴胡皂苷 a 药理作用及其作用机制的研究进展[J]. 赣南医学院学报，42（11）：1143-1150.

四、黄 酮 类

作用机制　黄酮类中药具有很强的抗氧化作用，糖尿病时机体普遍存在着氧化与抗氧化机制的紊乱，多种单味中药几乎都含有黄酮类，而黄酮类是降糖的主要活性成分，如葛根、淫羊藿、桑叶、黄芩、番石榴等。动物实验及临床研究表明：黄酮类成分主要具有如下作用：①影响胰岛 β 细胞功能，促进胰岛素与靶细胞膜上专一受体结合，增加机体对胰岛素的敏感性；②抗脂质和过氧化作用；③酮类化合物对药物中丙二醛（MDA）含量的影响。

参 考 文 献

顾丽媛，唐海涛，孙云，等，2020. 中药黄酮类化合物治疗糖尿病肾病的研究现状[J]. 中国临床药理学杂志，36（12）：1729-1732.
郭胜男，张莉，吴深涛，等，2022. 典型黄酮类化合物改善胰岛素抵抗研究进展[J]. 西部中医药，35（11）：144-148.
祁建宏，董芳旭，2020. 黄酮类化合物药理作用研究进展[J]. 北京联合大学学报，34（3）：89-92.
席晓萌，姜云鸽，王煜丹，等，2022. 基于网络药理学探究黄酮对 2 型糖尿病的作用机制[J]. 云南民族大学学报（自然科学版），31（1）：15-23，34.

1. 薄荷

本品为唇形科植物薄荷的干燥地上部分；分布于南北各地，以江苏产者为佳。生于水旁潮湿地。

性味与归经　味辛，性凉。归肺、肝经。

功效与主治　疏散风热，清利头目，利咽，透疹解毒，疏肝解郁。主治风热头痛，目赤多泪，咽喉肿痛；麻疹不透，风疹瘙痒；肝郁气滞，胸闷胁痛。

主要成分　①挥发油：左旋薄荷醇含量最高，为 80%左右；其次是左旋薄荷酮，异薄荷酮等近 50 种化学成分；②黄酮类化合物：如异黄酮苷、异瑞福灵等；③三萜及甾体类化合物：如齐墩果酸、熊果酸、胡萝卜苷等；④有机酸类成分：如苯甲酸、咖啡酸、反式桂皮酸等有机酸类化合物；⑤氨基酸：含有多种必需和非必需氨基酸如苏氨酸、谷氨酸等。

降糖机制　动物实验表明，薄荷提取物可显著降低由四氧嘧啶诱导的高血糖小鼠的血糖，发挥降血糖作用。

临床用法　内服：水煎服，宜后下，临床常用剂量 3～9g；或入丸、散剂。

注意事项　不宜久煎，本品芳香辛散，易耗气，故体虚多汗者不宜使用。

参 考 文 献

邵佩，张雨迎，钟琳，等，2022. 薄荷油的提取、药理作用及微胶囊化研究进展[J]. 食品与机械，38（2）：235-240.
韦邱梦，梁寻杰，黄小夏，等，2017. 薄荷提取物对小鼠血糖影响的实验研究[J]. 现代预防医学，44（24）：4489-4492.
杨睿，陈炫好，李晋，等，2022. 薄荷化学成分及药理活性研究进展[J]. 天津中医药大学学报，41（1）：4-13.

2. 蝉蜕

本品为动物界昆虫纲半翅目蝉科昆虫黑蚱的若虫羽化时脱落的皮壳，包括蝉科昆虫山蝉的幼虫羽化时脱落的皮壳。主产于江苏、山东、河北、湖北、湖南、安徽、四川等省。

性味与归经　味甘，性寒；归肺、肝经。

功效与主治　疏散风热，透疹止痒，明目退翳，祛风止痉。主治风疹瘙痒，翳膜遮睛证。

主要成分　氨基酸类：包括12种游离的氨基酸，17种水解氨基酸；其中以丙氨酸、脯氨酸和天冬氨酸含量最高；其次是丝氨酸、苏氨酸、谷氨酸、β-丙氨酸、酪氨酸和 γ-氨基丁酸；苯丙氨酸、异亮氨酸、亮氨酸较低；缬氨酸、鸟氨酸、蛋氨酸等含量最低。此外，还含有蛋白质、糖类、有机酸、酚类、黄酮类、甾体类、挥发油等多种成分。

降糖机制　蝉蜕中含有的黄酮类化合物降低四氧嘧啶诱导的糖尿病大鼠的血糖，并能改善大鼠的糖耐量，增加其胰岛素的敏感性。

临床用法　内服：水煎服，临床常用剂量3～6g，或单味研末冲服。

参 考 文 献

邓秀娟，王耀邦，梁晨羲，等，2006. 龙蝉四物汤对2型糖尿病肾病患者尿微量白蛋白、血液流变学及CD11b/CD18的影响[J]. 新中医，38（8）：32-33.
李洁，邵蒙苏，王盈蕴，等，2021. 蝉蜕的临床应用及其用量探究[J]. 长春中医药大学学报，37（3）：508-511.
张耀夫，洑晓哲，蒋里，等，2022. 蝉蜕-芡实对药治疗糖尿病肾脏病经验[J]. 中华中医药杂志，37（1）：232-235.

3. 淡豆豉

同“皂苷类”中“淡豆豉”。

4. 丹参

本品为双子叶植物唇形科丹参的干燥根及根茎。主产于安徽、河南、陕西等地。

性味与归经　味苦，性微寒。归心、肝经。

功效与主治　活血调经，凉血消痈，安神。主治妇女月经不调，痛经，经闭，产后瘀滞腹痛，疮疡肿痛，跌仆伤痛。

主要成分　丹参根主要含脂溶性的二萜类和水溶性的酚酸，还含有黄酮类、甾醇、三萜类成分；根茎中还含有丹参酮Ⅰ，丹参酮ⅡA，丹参酮ⅡB，隐丹参酮，丹参新醌B，二氢丹参酮Ⅰ，亚甲基丹参醌等。

降糖机制　动物实验表明，丹参能拮抗血管紧张素，有效地降低血液的黏稠度，改善微循环障碍而导致的肢体麻木、疼痛的糖尿病患者出现的临床症状，对预防和治疗糖尿病以及糖尿病并发症有较好的临床疗效。

临床用法　内服：水煎服，临床常用剂量5～15g。

参考文献

陈霞，米爱红，秦丽，2023. 丹参素对糖尿病肾病大鼠Notch1/免疫球蛋白κJ区重组信号结合蛋白/Msh同源异型基因2信号通路及钙磷代谢的影响[J]. 安徽医药，27（1）：50-54.

吴平亚，冯磊，2021. 丹参素对糖尿病肾病大鼠MEK/ERK/Nrf2通路及肾脏纤维化的影响[J]. 热带医学杂志，21（10）：1260-1264，封4.

姚欣卉，肖洪彬，卞敬琦，等，2021. 丹参有效成分在治疗糖尿病及其并发症中的作用机制研究进展[J]. 中国实验方剂学杂志，27（7）：209-218.

于涵，余海源，牟爱敏，2021. 丹参对糖尿病肾病保护机制的研究进展[J]. 世界中医药，16（7）：1161-1165.

5. 淡竹叶

本品为禾本科植物淡竹叶的叶。主产于长江流域至南部各省。晒干，切断生用。

性味与归经　味甘、淡，性寒。归心、胃、小肠经。

功效与主治　清热除烦，利尿通淋。主治外感热病，心烦口渴，热在气分，气阴两伤者，心经热盛下移小肠而致小便涩痛者，膀胱湿热蕴结小便淋沥赤涩者。

主要成分　含木犀草素类黄酮成分，其茎、叶中分离出芦竹素、印白茅素、蒲公英赛醇等三萜类化合物。另外地上部分含酚性成分、氨基酸、有机酸、糖类。

降糖机制　动物实验研究表明，淡竹叶中的黄酮类化合物可以增加胰岛素的敏感性，降低四氧嘧啶诱导的糖尿病小鼠空腹血糖，降低血清MDA含量而明显升高空腹胰岛素水平，提高糖耐量和肝糖原的含量，增强SOD活性。

参考文献

戴承恩，2014. 杨梅黄酮降血糖和竹叶黄酮降血脂的分子作用机制初探[D]. 杭州：浙江工业大学.

潘静，黄铀新，严金玲，等，2018. 苦竹叶黄酮提取物降血糖作用研究[J]. 今日药学，28（1）：11-13.

颜日阳，2010. 竹叶黄芪汤联合西药治疗2型糖尿病伴高脂血症临床观察[J]. 中国医药导报，7（23）：111-112.

6. 杜仲

本品为杜仲科植物杜仲的干燥树皮。主产于长江中游及南部各省，河南、陕西、甘肃等地。

性味与归经　味甘，性温。归肝、肾经。

功效与主治　补肝肾，强筋骨，安胎。主治腰脊酸疼，足膝痿弱，小便余沥，阴下湿痒，胎漏欲堕，胎动不安。

主要成分　含木脂素类化合物、苯丙素类化合物、黄酮类、环烯醚萜类、香豆酸、咖啡酸乙酯等多种成分。

降糖机制　杜仲叶中富含的绿原酸和黄酮类化合物，对肝内葡萄糖-6-磷酸酶和肠道α-葡萄糖苷酶的活性均有较强的抑制作用，从而达到降低血糖的效果。

临床用法　内服：水煎服，临床常用剂量10～15g。

参考文献

陈小娟，何福根，周迪夷，2020. 杜仲多糖对自发性2型糖尿病db/db小鼠糖脂代谢的影响[J]. 中国药学杂志，55（17）：1433-1438.

范春惠，张琳惠，郑妮，2021. 杜仲黄酮对糖尿病小鼠胰腺线粒体功能的影响[J]. 广西医科大学学报，38（8）：1491-1496.

范春惠，张琳惠，郑妮，2022. 杜仲黄酮对2型糖尿病小鼠胰腺凋亡因子的影响[J]. 吉林中医药，42（1）：62-65.

许碧琪，戴燕青，傅倩云，等，2020. 杜仲黄酮对糖尿病肾病小鼠Nrf2/HO-1氧化应激信号通路的影响[J]. 吉林中医药，40（6）：788-791.

7. 番石榴

同“多糖类”中“番石榴”。

8. 葛根

本品为豆科葛属，植物野葛的干燥根；分布于我国南北各地。主要产于河南、湖南、浙江、四川、广东等。

性味与归经　味甘、辛，性凉。归脾、胃、肺经。

功效与主治　升阳解肌，透疹止泻，解热生津。主治外感发热头痛，高血压，颈项强痛，眩晕头痛，中风引起的偏瘫；口渴，消渴；麻疹不透，热痢，泄泻。此外，还用于解酒毒。

主要成分　葛根主要有效成分是葛根黄酮、大豆苷（黄豆苷）、大豆苷元-4（黄豆素）、异甘草素等异黄酮类物质。此外还含有尿囊素、β-谷甾醇、淀粉等。

降糖机制　葛根素为葛根的主要有效成分，动物实验表明，其能降低四氧嘧啶诱导的糖尿病小鼠空腹血糖水平，并能改善小鼠的糖耐量，对肾上腺素导致的血糖升高有拮抗作用；葛根素对大鼠醛糖还原酶有抑制作用，对防治糖尿病并发症有一定的作用。

葛根提取物作用于地塞米松诱导的胰岛素抵抗小鼠胚胎成纤维细胞（3T3-L）、脂肪细胞，明显降低了细胞培养基中的葡萄糖水平；葛根提取物能改善脂肪细胞的胰岛素抵抗，增强其对葡萄糖摄取利用的能力，对改善胰岛素抵抗有一定的作用。

葛根素与阿司匹林合用能降低四氧嘧啶诱导的糖尿病小鼠的血糖和血清胆固醇水平，

改善小鼠的糖耐量。葛根提取物可发挥降低糖尿病大鼠糖氧化、脂质过氧化及改善血流动力学的作用，在防治糖尿病血管病变上发挥重要作用。葛根与相关药物配伍治疗糖尿病效果显著，葛根素注射液可明显降低血清胆固醇；对大鼠饮酒所致血清载脂蛋白 A1 降低及甘油三酯升高，葛根口服液有显著对抗作用。

临床用法　内服：水煎服，临床常用剂量 9～15g。

参 考 文 献

陈哲，楚淑芳，李惠林，等，2019. 基于 GLP-1 的中药降糖作用研究进展[J]. 现代中药研究与实践，33（4）：79-82.

李蓉，宋宗良，张效科，等，2023. 葛根现代药理作用及复方临床应用研究进展[J]. 海南医学院学报，29（2）：153-160.

王秋丹，赵凯迪，林长青，2022. 葛根多糖抗氧化性及其降血糖作用研究[J]. 食品工业科技，43（5）：381-388.

杨根岭，胡荣静，李金艳，2022. 葛根素对妊娠期糖尿病大鼠的治疗效果及作用机制的研究[J]. 中国中医急症，31（1）：67-70.

Wang Z J，Du H，Peng W Q，et al，2022. Efficacy and mechanism of *Pueraria lobata* and *Pueraria thomsonii* polysaccharides in the treatment of type 2 diabetes[J]. Nutrients，14（19）：3926.

9. 红景天

同“多糖类”中“红景天”。

10. 菊花

本品为菊科植物菊花的干燥头状花序多年生草本植物，分为滁菊、毫菊、贡菊、杭菊等多种。主要分布在东北、华北、西北、华东及西南等地区。

性味与归经　味甘、苦，性微寒。归肺、肝经。

功效与主治　疏散风热，清热解毒。主治风热感冒或温病初起，疮痈肿毒，肝肾不足，目暗昏花。

主要成分　含有挥发油和萜类、黄酮类化合物、绿原酸等多种化学成分。挥发油中主要是龙脑、醋酸龙脑酯等，黄酮类成分主要为木犀草素、刺槐素、木犀草素-7-葡萄糖苷、芹菜素等。菊花中含有腺嘌呤、胆碱、水苏碱、密蒙花苷等，此外菊花中还含丰富的维生素、氨基酸和微量元素。杭白菊中维生素 E 含量较高，谷氨酸和天冬氨酸的含量也较高。维生素中尚含有维生素 A 和维生素 B_1。所含元素中以锰、铁、锌、铜、硒钙等含量为高。

降糖机制　临床实验表明，杭白菊中的黄酮类化合物可以显著降低糖尿病患者空腹血糖及餐后血糖，还能提高患者对胰岛素的敏感性，且降低糖尿病肾病患者的尿蛋白。

临床用法　内服：水煎服，临床常用剂量 5～9g。

参 考 文 献

杨梦宇，宋义前，王德钢，等，2023. 金丝皇菊化学成分与药理作用研究进展[J]. 黑龙江农业科学，

345（3）：114-120.
赵凯迪，王秋丹，林长青，2022. 菊花多糖对2型糖尿病大鼠的降血糖作用[J]. 食品与机械，38（1）：168-174.
周衡朴，任敏霞，管家齐，等，2019. 菊花化学成分、药理作用的研究进展及质量标志物预测分析[J]. 中草药，50（19）：4785-4795.

11. 卷柏

本品为石松植物门-石松纲-卷柏目-卷柏科植物。主产于山东、辽宁、河北。

性味与归经　味辛，性平。归肝、心经。

功效与主治　清热解毒，止血利尿。主治咽喉肿痛，咯血，呕血，水肿。

主要成分　含木脂素类化合物，如丁香脂素（CH-5）、松脂素-4-*O*-*β*-*D*-葡萄糖苷（CH-18）等；黄酮类化合物，如扁柏双黄酮（CH-10）、阿曼托双黄酮（CH-11）等；糖类化合物，如*β*-甲基-*D*-吡喃木糖苷（CH-13）等；酚酸类化合物，如香荚兰酸（CH-36）、丁香苷（CH-24）等以及*β*-谷甾醇（CH-3）等。

降糖机制　动物实验证实，大剂量卷柏可降低四氧嘧啶诱导的老龄鼠的高血糖，对抗外源性葡萄糖引起的高血糖；卷柏水煎剂还具有保护胰岛β细胞不受损失，促使胰岛细胞恢复功能，从而增加胰岛素的生物合成和组织对糖转化的利用；同时还可升高胰岛素浓度，降低丙二醛（MDA）含量等，达到降低血糖的作用。

临床用法　内服：煎汤，1.5～9g；浸酒或入丸、散。外用：捣敷或研末撒。

注意事项　《本草经疏》曰："孕妇禁用。"《本草汇言》曰："非血有瘀蓄，或不因瘀蓄而致病者，不可轻用。"

参 考 文 献

王秋月，王菊勇，贾方，等，2019. 深绿卷柏提取物穗花杉双黄酮抗癌活性研究进展[J]. 中南药学，17（10）：1734-1737.
张莲珠，刘君，李驰坤，等，2020. 卷柏总黄酮研究进展[J]. 中国医药，2022，17（3）：472-476.
郑鑫，温静，李文兰，等，2020. 中华卷柏的化学成分和药理作用研究进展[J]. 国际药学研究杂志，47（9）：698-702，708.

12. 连翘

本品为木犀科植物连翘的果实。主产于辽宁、湖北、河北、河南、山东、江苏、江西、云南、山西、陕西、甘肃等地；本植物的根（连翘根）、茎叶（连翘茎叶）都可作药用。

性味与归经　味苦，性微寒。归肺、心、小肠经。

功效与主治　清热解毒，消肿散结。主治风热感冒，温病，热淋尿闭，痈疽，肿毒，瘰疬，瘿瘤，喉痹。

主要成分　①黄酮类化合物：芸香苷；②木脂体类化合物：连翘苷、连翘苷元、右旋松脂酚、右旋松脂醇葡萄糖苷；③三萜类化合物：桦木酸、熊果酸、齐墩果酸等；④苯乙烯类衍生物：连翘脂苷A、连翘脂苷C、连翘脂苷D、连翘脂苷E，连翘梾木苷、毛柳苷；⑤乙基环己醇类衍生物：棘木苷、连翘环己醇、异连翘环己醇等。

降糖机制　动物实验表明，连翘叶能拮抗 STZ 诱导的糖尿病小鼠高血糖，明显降低糖尿病小鼠的空腹血糖。

临床用法　内服：6～9g，水煎服，或入丸散剂。

参考文献

冷伟，刘春莹，尚乘，等，2019. 连翘苷对糖尿病肾病大鼠的保护作用及其机制研究[J]. 中国免疫学杂志，35（21）：2604-2608.

王天阳，2021. PI_3K-Akt-GSK-3β 通路在连翘苷改善糖尿病肾病中的作用及机制研究[D]. 宜春：宜春学院.

赵士博，张艺馨，卢丹妮，等，2023. 连翘和野菊花及其配伍对高脂血症小鼠血脂、血糖及肝肾功能的影响[J]. 中国老年学杂志，43（1）：97-101.

13. 芦笋

本品为百合科植物石刁柏 *Asparagus officinalis* L.的可食用部分。全国各地均有生产，以我国山东省菏泽市曹县最多，其被称为“芦笋之乡”。

性味与归经　味甘、苦，性凉。归肺、胃经。

功效与主治　清肺祛痰，利水通淋。主治痰热咳喘，热病口渴，淋病，小便不利。

主要成分　①黄酮类化合物：主要是槲皮素、香橼素、山柰素和芦丁等；②含量高、种类全的游离氨基酸：有天冬氨酸、丙氨酸、丝氨酸、脯氨酸、赖氨酸、精氨酸等；③多种维生素，如维生素 A、维生素 B_1、维生素 B_6 和维生素 C 等；④无机元素与微量元素：钠、钾、钙以及铁、硒、锌等多种微量元素。此外，芦笋中还含有蛋白质、脂肪、糖类、纤维素等。

降糖机制　芦笋提取物中含有活性成分，能促进人体胰岛素分泌，改善人体肌肉等组织对葡萄糖的吸收，达到降低血糖的作用；还可提高胰岛素敏感性，从而控制血糖水平，可预防糖尿病发生。

临床用法　内服：水煎服，临床常用剂量 5～15g。亦可直接食用。

参考文献

张明，王瑶，马超，等，2020. 芦笋老茎多糖体外抗氧化及降血糖作用研究[J]. 食品科技，45（2）：219-224.

郑立新，蔡祥焜，吴玉平，等，2021. 芦笋提取物稳定性和缓解体力疲劳功能研究[J]. 食品研究与开发，42（1）：37-42.

朱兴磊，张雯，高云，等，2019. 芦笋老茎皂苷对糖尿病大鼠的降血糖作用研究[J]. 营养学报，41（3）：270-275.

14. 蔓荆子

本品为马鞭草科植物单叶蔓荆的成熟果实。主产于山东、浙江、江西、福建等地。多为野生。

性味与归经　味辛、苦，性微寒。归胃、膀胱、肝经。

功效与主治　疏散风热，清利头目，祛风止痛。主治风热表证，头晕头痛，目赤肿痛，风湿痹痛。

主要成分 ①黄酮类：紫花牡荆素、蒿黄素等多甲氧基黄酮、萜类等。②挥发油类：莰烯、旅烯、香桧烯。③酚类、木脂素类等。

降糖机制 动物实验表明，蔓荆子中的黄酮类成分能降低四氧嘧啶诱导的糖尿病小鼠血糖水平，并能改善小鼠的糖耐量，拮抗肾上腺素的升血糖作用。

临床用法 内服：水煎服，临床常用剂量5～10g。

参考文献

吕晓发，温炳钦，陈靖湄，等，2021. 蔓荆子化学成分及主要单体降血糖活性研究[J]. 广东药科大学学报，37（4）：17-21.

盛习锋，陈蓉，2007. 蔓荆子化学成分及药理活性的研究进展[J]. 湖南中医杂志，23（3）：107-108.

田华，杜婷，黄开合，等，2013. 蔓荆子的药理作用研究进展[J]. 中国医药导报，10（9）：29-30.

15. 枇杷叶

本品为双子叶植物蔷薇科枇杷的干燥叶。全国各地均有栽培，于四川、湖北有野生。

性味与归经 味苦，性微寒。归肺、胃经。

功效与主治 清肺化痰止咳，降逆止呕。主治肺热咳嗽，胃热呕吐。

主要成分 枇杷叶含挥发油，主要为橙花叔醇和金合欢醇，还有 α 和 β 蒎烯、莰烯、月桂烯等，还含有苦杏仁苷、熊果酸、齐墩果酸、维生素 B_1、维生素C、鞣质、有机酸、糖类等。

降糖机制 动物实验表明，枇杷叶三萜酸粗提物对正常小鼠空腹灌胃葡萄糖后的血糖上升有明显的抑制作用，可较好地控制餐后血糖。其作用机制可能是刺激胰岛β细胞，增加胰岛素的释放水平，从而达到降低血糖的作用。

临床用法 内服：水煎服，临床常用剂量5～10g，止咳宜炙用，止呕宜生用。

参考文献

陈剑，吴月娴，吕寒，等，2020. 枇杷叶中三萜酸类成分抗糖尿病及其并发症的体外活性研究[J]. 植物资源与环境学报，29（3）：78-80.

陈剑，赵磊，黄晓杰，等，2022. 枇杷叶6种三萜酸的人肠道菌群生物转化及其抑制α-葡萄糖苷酶活性研究[J]. 时珍国医国药，33（2）：270-272.

陈蓉，范丽丽，卢佳如，等，2021. 基于消化酶和肠道益生菌作用的枇杷叶降血糖作用研究[J]. 中国食物与营养，27（9）：61-68.

肖旭坤，王翰华，阮洪生，2019. 枇杷叶化学成分和药理活性研究进展[J]. 中医药导报，25（21）：60-66.

16. 蒲黄

本品为香蒲科植物水烛香蒲的花粉。我国各地均产，以浙江、江苏、山东、安徽、湖北等地产量为多。

性味与归经 味甘，性平。归肝、心包经。

功效与主治　止血，祛瘀，利尿。主治：用于吐血、衄血、咯血、崩漏、外伤出血、经闭、痛经、脘腹刺痛、跌打肿痛等。

主要成分　香蒲主要含黄酮类成分，如柚皮素、异鼠李素、槲皮素等；也含有甾醇类成分，如 α-香蒲甾醇、β-谷甾醇等；还含有酸类、多种氨基酸以及钾、磷、锌、硫、镁、钙等多种无机成分。

降糖机制　蒲黄中的活性成分能改善糖脂代谢，并且对糖尿病视网膜病变有作用。

临床用法　内服：水煎服，临床常用剂量 3～10g，包煎。外用适量，研末调敷。

参 考 文 献

陈瑾，郝二伟，冯旭，等，2019. 蒲黄化学成分、药理作用及质量标志物（Q-marker）的预测分析[J]. 中草药，50（19）：4729-4740.

冯晓桃，王文健，2013. 蒲黄治疗糖尿病的药理机制研究进展[J]. 上海中医药杂志，47（4）：94-96.

杨梓超，王育良，左晶，2021. 蒲黄提取物对糖尿病视网膜病变大鼠的保护作用[J]. 国际眼科杂志，21（3）：406-410.

17. 荞麦

本品为蓼科荞麦属的植物，它是一种双子叶植物。野荞麦分布于我国陕西、华东、华中、华南及西南等地区。

性味与归经　味甘、微酸，性寒。归脾、胃、大肠经。

功效与主治　健脾消积，下气宽肠，解毒敛疮。主治肠胃积滞，泄泻，痢疾，绞肠痧，带下，自汗，盗汗，疱疹，丹毒，痈疽，发背，瘰病，烫火伤。

主要成分　含有黄酮类、有机酸类、多肽、蛋白质和氨基酸；其中含有 8 种人体必需氨基酸；含丰富的维生素、胆碱、淀粉和膳食纤维，此外，还有丰富的无机元素磷、镁、铁、钾、钙、钠等。

降糖机制　动物实验表明，用 STZ 和高脂饲料诱发大鼠糖尿病和高脂血症，服用荞麦后，起到降脂降糖作用。机制是荞麦种子总黄酮能降低血糖，改善糖耐量。

临床用法　内服：入丸、散，或制面食服。外用：适量，研末掺或调敷。

参 考 文 献

仇菊，吴伟菁，朱宏，2021. 苦荞调控血糖功效及其在糖尿病人主食开发中的应用[J]. 中国食品学报，21（9）：352-365.

王保平，张圆，童红梅，等，2020. 荞麦化学成分对 2 型糖尿病患者相关并发症的预防[J]. 临床荟萃，35（11）：997-1000.

王妍，曹妍，朱瑞芳，等，2023. 荞麦饮食干预对血糖、血脂及血压影响的系统评价[J]. 全科护理，21（1）：57-65.

18. 三七

同“多糖类”中“三七”。

19. 桑白皮

本品为桑科植物桑 *Morus alba* L. 的根皮。主产于安徽、河南、浙江、江苏、湖南等地。

性味与归经　味甘，性寒。归肺经。

功效与主治　泻肺平喘，利水消肿。用于肺热咳喘，面目水肿，小便不利等症。

主要成分　桑白皮含有东莨菪素和黄酮及伞形花内酯成分；还含有桑根皮素、桑素、桑色烯、环桑素、环桑色烯等。此外，又含有作用类似乙酰胆碱的降压成分，并含鞣质、黏液素等多种成分。

降糖机制　动物实验证实，桑白皮提取物能降低血糖，改善糖尿病并发症。表现在增加糖尿病性大鼠坐骨神经髓鞘面积、减轻神经髓鞘水肿，从而减轻坐骨神经的病变；且有导泻作用。

临床用法　内服：水煎服，临床常用剂量 5～15g。

参考文献

蒋海生，王佳丽，2021. 桑白皮的药理作用及临床应用研究进展[J]. 中药与临床，12（2）：79-82.
刘红淼，李艳玲，黄志云，2019. 桑白皮药理作用研究进展[J]. 中国实验方剂学杂志，25（20）：229-234.
王爱媛，刘姝，吴卫平，等，2022. 桑白皮黄酮提取物通过调控 miR-223-3p 表达对高糖诱导的小鼠足细胞损伤的影响[J]. 中国老年学杂志，42（12）：3048-3053.
袁培培，张奇，克迎迎，等，2021. 桑白皮药性改变对其降糖功效的影响[J]. 中药药理与临床，37（2）：80-85.

20. 桑寄生

本品为桑寄生科常绿小灌木植物桑寄生或槲寄生的带叶茎枝。主产于云南、四川、甘肃、陕西、山西、河南、贵州等地。

性味与归经　味苦、甘，性平。归肝、肾经。

功效与主治　祛风湿，益肝肾，强筋骨，安胎。主治风湿痹痛，腰膝酸软。

主要成分　含有齐墩果酸、内消旋肌醇、倍半萜内酯、槲皮素、槲皮苷、儿茶类等。

降糖机制　桑寄生可促进外周组织葡萄糖代谢，提高肝细胞对胰岛素的敏感性，对防治 2 型糖尿病有一定作用。

临床用法　内服：水煎服，临床常用剂量 9～15g。

参考文献

陆希，林翠英，张维琦，等，2023. 桑寄生族植物化学成分及药理作用研究进展[J]. 中国实验方剂学杂志，12：209-221.
罗泽萍，李丽，潘立卫，等，2019. 桑寄生醇提物改善 2 型糖尿病模型小鼠血糖水平及其肝肾并发症的作用及机制研究[J]. 中国药房，30（6）：796-801.
蒙田秀，袁小玲，梁芳，等，2021. 桑寄生总黄酮对链脲佐菌素诱导糖尿病小鼠降糖作用机制研究[J]. 陕西中医药大学学报，44（6）：55-60.

21. 桑椹

同“多糖类”中“桑椹”。

22. 桑枝

本品为桑科植物桑的干燥嫩枝。主产于江苏、安徽、浙江、湖南、河北、四川等地。

性味与归经　味微苦，性平。归肝经。

功效与主治　祛风通络，利关节。主治风湿痹痛，四肢拘挛。

主要成分　茎皮中含黄酮类：桑皮素、桑皮色烯、环桑皮素、环桑皮色烯。木材中含桑木素、二氢桑木素、二氢山柰酚。桑枝中含有鞣质及果糖、葡萄糖等多种糖类。桑枝中含总黄酮 0.39%。

降糖机制　临床研究证实，桑枝中含有的活性成分黄酮类化合物，能明显降低血糖；临床上给糖尿病患者口服桑枝提取物不仅能降低空腹血糖及餐后血糖，还可降低糖基化血红蛋白及 24 小时尿糖定量等；也能改善 2 型糖尿病患者并发症。

临床用法　内服：水煎服，临床常用剂量 9～15g。

参考文献

李昊宇，何华秋，李强，2022. 桑枝生物碱对糖脂代谢的作用[J]. 中国糖尿病杂志，30（2）：154-158.

申竹芳，2021. 桑枝总生物碱治疗糖尿病的研究进展[J]. 中国药理学与毒理学杂志，35（10）：725.

钟熙，杨鹤，柯晓雪，等，2022. 桑树化学成分及药理活性研究进展[J]. 中国中药杂志，47（9）：2373-2391.

朱巧玲，朱向阳，杨诗沅，等，2023. 桑枝低聚糖对高脂饮食/链脲佐菌素诱导的糖尿病小鼠的降血糖活性[J]. 食品工业科技，44（4）：419-427.

23. 砂仁

本品为姜科植物阳春砂、绿壳砂或海南砂的干燥果实。主要分布于河北、山西、陕西、甘肃、宁夏、山东、江苏、河南、江西、湖北、四川及云南等。

性味与归经　味辛，性温。归脾、胃、肾经。

功效与主治　化湿开胃，行气宽中，温脾止泻，安胎。主治湿阻气滞，脘腹胀满，不思饮食，恶心呕吐，腹痛泄泻，妊娠恶阻，胎动不安。

主要成分　砂仁含挥发油，主要有樟脑、樟烯、乙酸龙脑酯、柠檬烯、α-胡椒烯、β-蒎烯、桉油精、苦橙油醇及 α-蒎烯、莰烯、芳樟醇、愈创木醇等。此外，还含有黄酮类成分。

降糖机制　动物实验表明，砂仁提取物对糖尿病大鼠胰岛 β 细胞具有明显的保护作用，并可改善胰岛 β 细胞超微结构变化。

临床用法　内服：煎汤，3～6g，后下；或入丸、散。

参考文献

姜春兰，蔡锦源，梁莹，等，2020. 砂仁的有效成分及其药理作用的研究进展[J]. 轻工科技，36（7）：

43-45，47.
李丽丽，田文仓，刘茵，等，2018. 砂仁中化学成分及其药理作用的研究进展[J]. 现代生物医学进展，18（22）：4390-4396.
杨东生，张越，舒艳，等，2022. 砂仁化学成分及药理作用的研究进展[J]. 广东化工，49（8）：111-114.

24. 山楂

本品为蔷薇科植物山里红或山楂（*Crataegus pinnatifida* Bge.）的果实。主产于华北、东北各省。

性味与归经　味酸、甘，性温。归脾、胃、肝经。

功效与主治　消食化积，行气散瘀。主治肉食积滞，泻痢腹痛，疝气痛，瘀阻腹痛，痛经。

主要成分　山楂中的有机酸和维生素 C 含量较高，还含有三萜和黄酮类，此外，山楂含糖类、蛋白质、脂肪、胡萝卜素、淀粉、苹果酸、柠檬酸、钙和铁等多种物质。从其干燥成熟果实中分离出正三十一烷、十六烷酸二十八烷醇酯、二十烷酸三十八烷醇酯、*β*-谷甾醇、熊果酸、桦皮醇、胡萝卜苷、槲皮素、金丝桃苷、牡荆素等成分。

降糖机制　动物实验表明，山楂叶总黄酮对四氧嘧啶诱导的糖尿病小鼠有明显的治疗作用，可降低糖尿病小鼠血糖水平，还具有降血脂和减少脂质过氧化形成的作用。

临床用法　内服：水煎服，临床常用剂量 10～15g，大剂量 30g。

参考文献

封若雨，朱新宇，张苗苗，2019. 近五年山楂药理作用研究进展[J]. 中国中医基础医学杂志，25(5)：715-718.
拓文娟，刘永琦，修明慧，等，2022. 山楂及其有效成分治疗代谢综合征的研究[J]. 中国中医基础医学杂志，28（5）：831-836.
王静静，高聪，韩伟，等，2019. 山楂果叶协同改善糖脂代谢紊乱的作用[J]. 中国药理学与毒理学杂志，33（9）：719-720.

25. 山药

同“多糖类”中“山药”。

26. 石榴皮

本品为石榴科植物石榴的果皮。全国多地均产。

性味与归经　味酸、涩，性温。归大肠经。

功效与主治　涩肠止泻，杀虫。主治久泻，久痢，脱肛，以及蛔虫、蛲虫、绦虫等肠道寄生虫。

主要成分　石榴皮含鞣质、黏质、树脂、甘露醇、树胶、菊粉、没食子酸、苹果酸、果胶以及草酸钙和异槲皮苷等多种成分。

降糖机制　动物实验表明，石榴皮乙酸乙酯提取物在体外能显著促进胰岛 β 细胞生长，促进胰岛素的分泌，达到降糖作用。

临床用法　内服：水煎服，临床常用剂量 3～10g。

参 考 文 献

唐大为，张梦晓，刘浩，2023. 石榴的化学成分及在疾病中应用研究进展[J]. 蚌埠医学院学报，48（1）：138-141.

王智，崔颖君，2022. 石榴皮多酚对妊娠糖尿病大鼠炎症反应及 TLR4/NF-KB 信号通路的影响[J]. 中国优生与遗传杂志，30（5）：750-754.

曾婷婷，段彬，项昌培，等，2019. 石榴皮水煎液对 2 型糖尿病大鼠糖脂代谢指标的干预研究[J]. 江西科学，37（2）：193-197.

27. 野菊花

本品为菊科多年生草本植物野菊等的头状花序。全国各地都有生产。秋季采收，晒干或烘干。

性味与归经　味苦、辛，性微寒。归心、肝经。

功效与主治　清热解毒。主治痈疽疔疮、丹毒，热毒上攻之咽喉肿痛、风火赤眼。

主要成分　①黄酮类，包括木犀黄酮苷、刺槐素苷、木犀草素、洋芹素、金合欢素类等；②挥发油，分为萜类化合物和非萜类化合物，其中萜类化合物包括单萜、倍半萜、三萜及其含氧衍生物等，非萜类化合物包括樟脑、烯类化合物、酮类化合物、冰片、野菊花内酯、野菊花醇类等；③其他，如绿原酸、野菊花多糖、氨基酸及多种微量元素等。

降糖机制　临床实验研究表明，野菊花中的黄酮类化合物可以显著降低糖尿病患者空腹血糖及餐后血糖，还能提高患者对胰岛素的敏感性，从而发挥降血糖作用。

临床用法　内服：水煎服，临床常用剂量 10～12g。外用适量。

参 考 文 献

曹双，刘瑞，张秋月，等，2023. 野菊花化学成分和药理作用研究进展[J]. 广东化工，50（3）：203-204，198.

宋颜君，许利嘉，缪剑华，等，2020. 野菊花的研究进展[J]. 中国现代中药，22（10）：1751-1756，1762.

赵士博，张艺馨，卢丹妮，等，2023. 连翘和野菊花及其配伍对高脂血症小鼠血脂、血糖及肝肾功能的影响[J]. 中国老年学杂志，43（1）：97-101.

28. 银杏叶

本品为银杏科银杏（白果树、公孙树）的干燥叶。全国大部分地区有产，主产于广西、四川、河南、山东、湖北、辽宁、江苏等地。

性味与归经　味甘、涩、苦，性平。归心、肺经。

功效与主治　敛肺，平喘，活血化瘀，止痛。用于肺虚咳喘，胸痹心痛。

主要成分　①黄酮类化合物：银杏叶中黄酮类化合物达 48 种，为黄酮苷、桂皮酸酯黄酮苷、黄酮苷元、双黄酮和儿茶素等；②银杏内酯化合物：由倍半萜内酯和二萜内酯组成；③有机酸类：亚油酸、棕榈酸、莽草酸等；④酚、酸、烯醇类：香草酸、咖啡酸、阿魏酸、绿原酸、聚异戊烯醇等；⑤多糖；⑥此外，还含有生物碱、甾类化合物、挥发油以及维生素 C、胡萝卜素及钙、磷、硼、硒等矿物元素。

降糖机制　实验研究证实，银杏叶中的黄酮可降低 STZ 所致糖尿病大鼠的血糖，增加葡萄糖吸收酶 Akt 活性，达到降低血糖目的。

临床用法　内服：水煎服，临床常用剂量 6～12g。

参 考 文 献

江梅，刘曙艳，牛万彬，2022. 银杏叶提取物对糖尿病肾病大鼠肾功能、心功能、炎性反应、β2-MG 及 RBP4 水平的影响[J]. 中医药信息，39（2）：25-29.

刘扬，靳英丽，李莉，2021. 银杏叶提取物对糖尿病肾病的作用分析[J]. 承德医学院学报，38（4）：306-309.

芦增增，王慧，张秀雨，等，2019. 银杏叶黄酮苷元的研究进展[J]. 现代食品，（5）：58-60，63.

庞欣欣，石秀杰，张雅歌，等，2023. 银杏叶提取物治疗糖尿病肾病疗效和安全性的 Meta 分析[J]. 上海中医药杂志，57（1）：16-24.

29. 淫羊藿

本品为小檗科植物淫羊藿、箭叶淫羊藿、朝鲜淫羊藿和柔毛淫羊藿等的干燥叶。主产于吉林、辽宁、山东、江苏、江西等地。

性味与归经　味辛、甘，性温。归肝、肾经。

功效与主治　温肾壮阳，强筋骨，祛风湿。主治肾阳虚的阳痿，不孕及尿频等症，肝肾不足的筋骨痹痛，风湿拘挛麻木等症。

主要成分　①黄酮类化合物，如淫羊藿苷、黄酮醇苷、黄烷酮等；②生物碱，如淫羊藿碱 A 等；③酚苷类化合物，如 *p*-硝基乙基苯酚-*β*-*D*-吡喃葡萄糖苷；此外，还含有多糖、维生素、微量元素等成分。

降糖机制　动物实验表明，淫羊藿中的活性成分总黄酮，能够降低血糖，增加肝糖原含量及保护胰岛 β 细胞功能，达到降低血糖的作用。

临床用法　内服：水煎服，临床常用剂量 3～15g。

参 考 文 献

王冲，林春雨，吴志强，等，2019. 促胰岛 β 细胞增生的黄酮类化合物的活体筛选[J]. 药学研究，38（3）：135-139.

王喜鸟，姚文慧，潘珍珍，等，2022. 淫羊藿苷改善糖尿病小鼠血管功能的作用及其机制[J]. 中国药科大学学报，53（2）：215-221.

赵锦，陈玮，魏杰，等，2020. 淫羊藿苷对糖尿病肾病大鼠肾功能的保护作用及相关机制[J]. 免疫学杂志，36（1）：74-79.

30. 玉米须

同“皂苷类”中“玉米须”。

31. 黄芩

本品为唇形科植物黄芩的干燥根。主产于河北、山西、内蒙古、陕西。

性味与归经　味苦，性寒。归肺、胆、脾、大肠、小肠经。

功效与主治　清热燥湿，泻火解毒，止血，安胎。主治湿温、暑温胸闷呕恶，湿热痞满，泻痢，黄疸，肺热咳嗽，高热烦渴，血热吐衄，痈肿疮毒，胎动不安。

主要成分　主要含黄芩苷、黄芩素（黄芩苷元）、汉黄芩素、汉黄芩苷、黄芩新素等黄酮类成分。此外，还含有苯乙酮、棕榈酸、油酸等挥发油成分、β-谷甾醇、黄芩酶等。

降糖机制　黄芩及其活性成分可能通过影响糖脂代谢，改善胰岛素抵抗，抗氧化，保护胰岛β细胞等多方面发挥治疗糖尿病的作用。

临床用法　内服：水煎服，临床常用剂量3～10g。

参考文献

曹舒清，张钰婧，2022. 黄芩防治糖尿病肾病的药效物质基础及其作用机制探索[J]. 华南国防医学杂志，36（7）：509-516.

柯亚琼，郝建波，芦玲，等，2022. 汉黄芩苷抗糖尿病大鼠肾损伤及纤维化的机制研究[J]. 广州中医药大学学报，39（9）：2109-2115.

徐锋，陈滕，汪祖华，等，2022. 黄芩抗糖尿病作用与机制的近十年研究进展[J]. 环球中医药，15（2）：342-348.

32. 金银花

本品为忍冬科植物忍冬的干燥花蕾或带初开的花。主产于河南、山东。

性味与归经　味甘，性寒。归肺、心、胃经。

功效与主治　清热解毒，疏散风热。主治痈肿疔疮，喉痹，丹毒，热毒血痢，风热感冒，温病发热。

主要成分　主要含有机酸类成分：绿原酸，异绿原酸，咖啡酸等；黄酮类成分：木犀草苷，忍冬苷，金丝桃苷，槲皮素等。还含有挥发油、环烯醚萜苷、三萜皂苷等。

降糖机制　金银花提取物可降低STZ诱导的2型糖尿病大鼠血糖和胰岛素水平。绿原酸可改善糖尿病小鼠空腹血糖水平、胰岛素敏感性、葡萄糖耐量及血脂异常。咖啡酸能够升高血浆中胰岛素含量，降低血浆中葡萄糖水平。金银花的多糖组分有降低糖尿病模型大鼠血糖的作用。金银花黄酮提取物能够降低1型糖尿病小鼠空腹血糖，提高OGTT水平。

临床用法　内服：水煎服，临床常用剂量6～15g。

参考文献

戴丛书，柴晶美，林长青，2022. 金银花黄酮提取物的降血糖作用[J]. 食品工业科技，43（24）：386-393.

韩明丽，田丹，车欣宇，等，2022. 基于网络药理学研究金银花对糖尿病的作用机制[J]. 山东第一医科大学（山东省医学科学院）学报，43（3）：172-177.

刘晓龙，李春燕，薛金涛，2021. 金银花主要活性成分及药理作用研究进展[J]. 新乡医学院学报，38（10）：992-995.

熊乐文，金莹，王彦予，等，2022. 金银花酚酸类化学成分、药理活性及体内代谢研究进展[J]. 中成药，44（3）：864-871.
叶清华，2018. 中药金银花提取物降糖作用实验研究[J]. 中医临床研究，10（19）：4-7.

33. 陈皮

本品为芸香科植物橘及其栽培变种的干燥成熟果皮。主产于广东、广西、福建、四川、江西。

性味与归经　味苦、辛，性温。归脾、肺经。

功效与主治　理气健脾，燥湿化痰。主治胸脘胀满，食少吐泻，咳嗽痰多。

主要成分　主要含挥发油、黄酮或黄酮类成分、有机胺和微量元素等。挥发油主要为柠檬烯、γ-松油烯等；黄酮类成分主要为橙皮苷、新皮苷、陈皮素、柚皮苷、新柚皮苷等。

降糖机制　川陈皮素可降低糖尿病大鼠血糖，升高胰岛素，保护肾功能。陈皮多糖能有效促进胰岛素抵抗 HepG2 细胞的糖代谢，并能够显著调节高血糖小鼠的血糖水平。陈皮总黄酮可改善糖尿病小鼠糖代谢。

临床用法　内服：水煎服，临床常用剂量 3～10g。

参考文献

李慧，2020. 陈皮多糖血糖调节作用及其口服液的制备研究[D]. 重庆：西南大学.
李茎，郑鹏，黎攀，等，2022. 广陈皮药理作用与临床应用研究进展[J]. 吉林中医药，42（9）：1092-1095.
武俊紫，侯伟，胡冬雄，等，2019. 川陈皮素对糖尿病肾病大鼠的治疗作用研究[J]. 天然产物研究与开发，31（8）：1332-1338，1446.

五、萜　　类

作用机制　降血糖的中药中含有萜类成分的较多，如女贞子、泽泻、瓜蒌、罗汉果、栀子、仙人掌等。动物实验证实，萜类主要影响糖代谢，如齐墩果酸可抑制肝糖原分解，能明显对抗肾上腺素引起的高血糖，从而增强机体免疫能力，对预防糖尿病并发症有一定的作用；此外，部分中药萜类具有良好的逆转胰岛素抵抗活性、保护胰岛细胞、降低肝糖输出，以及增加组织器官对葡萄糖利用等功效。

参考文献

段江婧，薛金凤，赵晨光，等，2023. 高山蓍中的萜类成分及其降糖活性研究[J]. 天然产物研究与开发，35（1）：62-68，138.
贺一凡，周子烨，崖壮举，等，2022. 中药单体成分防治糖尿病心血管并发症研究进展[J]. 中草药，53（19）：6213-6226.
金斐，朱丽云，高永生，等，2021. 植物源活性成分降血糖作用及其机理研究进展[J]. 食品科学，42（21）322-330
杨洪飞，闵清，2023. 三萜类化合物的药理作用研究进展[J]. 湖北科技学院学报（医学版），37（1）：67-69.

1. 茯苓

本品为多孔菌科卧孔菌属植物茯苓的菌核。主产于云南、安徽、湖北、河南、四川等地。

性味与归经　味甘、淡，性平。归心、肺、脾、肾经。

功效与主治　利水渗湿，健脾安神。主治各种水肿，脾虚诸证，心悸，失眠。

主要成分　茯苓主要成分是 *β*-茯苓聚糖（约占干重的 93%）、三萜类化合物、茯苓酸、脂肪酸（如辛酸和棕榈酸）等；此外，还含有蛋白酶、*β*-茯苓聚糖分解酶、脂肪酶，蛋白质、脂肪、麦角甾醇、甾醇、卵磷脂、右旋葡萄糖、腺嘌呤、组氨酸、胆碱等多种成分。

降糖机制　临床试验表明，给 2 型糖尿病患者服用茯苓具有降低空腹与餐后血糖的作用。动物实验表明，茯苓多糖能改善肝脏糖异生，改善胰岛素抵抗。

临床用法　内服：水煎服，临床常用剂量 9～15g。

参 考 文 献

韩思婕，潘翔，朱芊芊，等，2022. 茯苓多糖调节 2 型糖尿病模型大鼠肝脏糖异生的机制研究[J]. 中国药房，33（13）：1581-1587.

李乔，张博，2022. 茯苓多糖对 2 型糖尿病大鼠丝裂原激活的蛋白激酶通路及胰岛素抵抗的影响[J]. 安徽医药，26（12）：2379-2382.

刘蕾，李海涛，郑华月，等，2022. 茯苓提取物对 1 型糖尿病小鼠血糖及肠道菌群的调节作用[J]. 西北药学杂志，37（6）：89-94.

2. 女贞子

本品为木犀科植物女贞的成熟果实。主产于陕西、甘肃、浙江、江苏、云南、贵州、广东等地。

性味与归经　味甘、苦，性凉。归肝、肾经。

功效与主治　补肝肾阴，乌须明目。主治肝肾不足的目暗不明，视力减退，腰膝酸软等。

主要成分　①萜类：三萜类成分有齐墩果酸、熊果酸；②环烯醚萜类：裂环环烯醚萜类；③黄酮类：木犀草素、木犀草素-7-*O*-*β*-*D*-葡萄糖苷；④苯醇类：对羟基苯乙醇-*α*-*D*-葡萄糖苷、对羟基苯乙醇等；此外，还含有女贞子苷、女贞酸等以及挥发油等成分。

降糖机制　动物实验证实，女贞子水煎剂中的女贞素、齐墩果酸等具有良好的降糖作用；能明显对抗肾上腺素引起的血糖升高，显著降低四氧嘧啶造成的糖尿病小鼠血糖，以及外源糖引起的高血糖。

临床用法　内服：水煎服，临床常用剂量 6～12g。

参 考 文 献

阿曼古丽·阿不都克热木，马丽，2020. 中药治疗糖尿病肾病的研究进展[J]. 新疆中医药，38（6）：77-80.

王伟强，朱彤彤，戴永娜，等，2022. 女贞子调节糖脂代谢紊乱化学成分及作用机制研究进展[J]. 天津中医药，39（4）：533-537.
袁毅，沈丽新，潘燕，2019. 女贞子对 2 型糖尿病大鼠胰岛 β 细胞的作用及机制[J]. 中华中医药学刊，37（1）：206-208.

3. 山茱萸

本品为山茱萸科植物山茱萸的干燥成熟果实。主产于河南的西峡，浙江的淳安，陕西的丹凤等地。

性味与归经　味酸、涩，性微温。归肝、肾经。

功效与主治　补益肝肾，收敛固涩。主治肝肾亏虚，头晕目眩，腰膝酸软，阳痿等。

主要成分　山茱萸含有丰富的维生素 B_1、维生素 B_2、维生素 C 及无机元素类；还含有苷类和鞣质类；有机酸和氨基酸类、糖类等多种成分。

降糖机制　山茱萸提取物中的山茱萸总萜对糖尿病诱导的动物具有良好的降血糖活性，其机制是通过提高糖耐量、保护胰岛细胞或促进受损 β 细胞的修复、增加肝糖原合成等多种途径发挥作用，从而达到降低血糖的目的。

临床用法　内服：水煎服，临床常用剂量 5～10g。急救固脱 20～30g。

参 考 文 献

崔永霞，王利丽，孙孝亚，等，2021. 山茱萸环烯醚萜苷类成分的研究进展[J]. 中华中医药杂志，36（5）：2869-2874.
柳洋，王丽，2022. 山茱萸治疗糖尿病肾病研究概况[J]. 中医药临床杂志，34（9）：1778-1782.
娄文凤，张宁，布天杰，2021. 中药山茱萸治疗糖尿病肾脏疾病的作用机制探讨[J]. 临床肾脏病杂志，21（10）：819-825.

4. 升麻

本品为毛茛科植物大三叶升麻、兴安升麻或升麻的干燥根茎。主产于西藏、辽宁、云南、四川、青海、甘肃、陕西、河南西部和山西等地。

性味与归经　味辛、微甘，性寒。归肺、脾、胃、大肠经。

功效与主治　透疹，清热解毒，升阳举陷。主治麻疹、痘疹等透发不畅，胃火上攻，头痛、齿龈肿痛，口舌生疮等。中气下陷之泄泻、脱肛、脏器下垂等。风热上攻，阳明头痛。

主要成分　升麻中含有三萜类如升麻醇木糖苷、升麻苷、升麻素、葡萄糖苷等 20 余种成分。还含有升麻酰胺、凯林酚-*β-D*-吡喃葡萄糖苷、异欧前胡素、去甲齿阿米素等。此外，升麻中普遍含有阿魏酸、异阿魏酸等咖啡酸衍生物约 21 种。

降糖机制　动物实验表明，北升麻根茎中提取的化合物为异阿魏酸，具有抗高血糖的作用，可降低高血糖动物模型的血浆葡萄糖水平。

临床用法　内服：水煎服，临床常用剂量 3～10g，发表透疹、清热解毒宜生用，升阳举陷宜炙用。

参考文献

陈李乙，李佳欣，张美晴，等，2023. 升麻药材化学成分及药理作用研究进展[J]. 中草药，54(5)：1685-1704.
孙慧娟，朱娈，王宪波，等，2021. 升麻的研究进展[J]. 中国中医基础医学杂志，27（5）：837-840，849.
王宏霞，王秀丽，2019. 兴安升麻研究进展[J]. 教育教学论坛，439（45）：111-112.

5. 熟地黄

本品为玄参科植物地黄的块根经加工炮制而成。主产于河南、浙江等地。

性味与归经　味甘，性微温。归肝、肾经。

功效与主治　补血滋阴，益精填髓。主治血虚萎黄，眩晕，心悸失眠，月经不调，崩漏等。肾阴不足之潮热盗汗，遗精等。

主要成分　熟地黄含少量的环烯醚萜类成分：益母草苷、地黄苷、焦地黄素、梓醇、臭蚁醛苷等；单萜成分：地黄苦苷元、焦地黄内酯等，此外，还含有氨基酸、糖类，以及脂肪酸如亚油酸等多种成分。

降糖机制　熟地黄对STZ所致糖尿病小鼠有降血糖及血脂作用。

临床用法　内服：水煎服，临床常用剂量10～30g。

参考文献

陈思琦，李佳欣，吴鑫宇，等，2019. 熟地黄的药理学研究进展[J]. 化学工程师，33（11）：46-50.
管陈安，叶华茂，徐光标，等，2021. 熟地黄提取物对糖尿病肾病大鼠AKT/GSK-3β信号通路及足细胞上皮间质转化的影响[J]. 浙江医学，43（4）：358-363.
闫京宁，刘晓琴，孟祥龙，等，2023. 生、熟地黄对高脂饲料并链脲佐菌素诱导的2型糖尿病小鼠胰脏蛋白质组学与自噬差异性干预研究[J]. 中国中药杂志，48（6）：1535-1545.

六、挥　发　油

作用机制　①抑制α-葡萄糖苷酶活性；②抗血小板聚集；③保护胰岛β细胞；④抑制肝糖原和肌糖原合成。

参考文献

胡付豪，梁新丽，黄小英，等，2023. 天然植物挥发油干预2型糖尿病的机制研究进展[J]. 中国实验方剂学杂志，11：276-282.
王雨薇，陈国廉，普彬，等，2022. 当归挥发油对痛性糖尿病周围神经病变大鼠钙通道蛋白表达的影响[J]. 现代中西医结合杂志，31（24）：3359-3365.
谢治深，宋军营，徐江雁，等，2020. 天然小分子化合物改善糖尿病脑病的作用机制[J]. 中国糖尿病杂志，28（4）：315-320.

1. 白术

同“多糖类”中“白术”。

2. 苍术

同“多糖类”中“苍术”。

3. 谷精草

本品为谷精草科一年生草本植物谷精草的干燥带花茎的头状花序。主产于江苏、安徽、浙江、湖南等地。晒干切断用。

性味与归经　味辛、甘，性平。归肝、肺经。

功效与主治　疏散风热，明目退翳。主治目赤翳障，头痛齿痛。

主要成分　谷精草含谷精草素、黄酮类（如槲皮万寿菊素、万寿菊素、槲皮素，粗毛豚草素、亚甲基二氧基黄烷）、挥发油（如十四烷酸、十五烷酸；软脂酸、邻苯二甲酸）。

降糖机制　谷精草中的万寿菊素等活性成分，可抑制 α-葡萄糖苷酶的活性，从而达到降低餐后血糖的作用。

临床用法　内服：水煎服，临床常用剂量 5～10g。

参 考 文 献

张菲，王斌，2014. 谷精草属植物的化学成分和药理活性的研究进展[J]. 中成药，36（11）：2372-2377.

朱海燕，叶冠，2010. 谷精草抑制 α-葡萄糖苷酶活性成分研究[J]. 天然产物研究与开发，22（1）：60-62.

4. 瓜蒌

本品为一种多年生攀缘型草本植物，喜生于深山峻岭、荆棘丛生的山崖石缝之中。其果实、果皮、果仁（籽）、根茎均为上好的中药材。

性味与归经　味甘、微苦，性寒。归肺、胃、大肠经。

功效与主治　清热涤痰，宽胸散结，润燥滑肠。主治肺热咳嗽，痰浊黄稠，胸痹心痛，结胸痞满，乳痈，肺痈，肠痈肿痛，大便秘结。

主要成分　瓜蒌果实含有三萜皂苷、树脂、有机酸、糖类和色素等成分。瓜蒌皮含少量挥发油，其中酸性部分有月桂酸、肉豆蔻酸、棕榈油酸、棕榈酸、亚油酸、亚麻酸、硬脂酸等。此外，果实中所含蛋白质与“天花粉”中所含蛋白质有所不同。

降糖机制　研究表明，瓜蒌子原药材及石油醚提取部分对四氧嘧啶诱导的糖尿病小鼠的血糖升高有抑制作用，能促进小鼠的体重增长；瓜蒌子石油醚提取部分对糖耐量有一定的改善的作用。

临床用法　内服：煎汤，9～20g；或入丸、散。外用：适量，捣敷。

参 考 文 献

和焕香，郭庆梅，2019. 瓜蒌化学成分和药理作用研究进展及质量标志物预测分析[J]. 中草药，50（19）：4808-4820.

梁玉清，梁光平，2021. 瓜蒌子治疗Ⅱ型糖尿病的分子作用机制的网络药理学[J]. 广东化工，48（21）：12-14.

张琪，彭向前，2021. 栝楼的活性成分及其药理作用的研究进展[J]. 山东化工，50（14）：98-100.

5. 连翘

同“黄酮类”中“连翘”。

6. 草果

本品为姜科植物草果的干燥成熟果实。主产于云南、广西、贵州。秋季果实成熟时采收，除去杂质，晒干或低温干燥。

性味与归经　味辛，性温。归脾、胃经。

功效与主治　燥湿温中，除痰截疟。主治寒湿内阻，脘腹胀痛，痞满呕吐，疟疾寒热。

主要成分　主要含挥发油：桉油精，2-癸烯醛，香叶醇，2-异丙基苯甲醛，柠檬醛等。

降糖机制　草果甲醇溶出物可明显抑制 α-葡萄糖苷酶活性，并能明显改善小鼠葡萄糖耐量水平。草果醇提物可以降低糖尿病大鼠的空腹血糖水平，改善大鼠糖耐量受损及胰岛素抵抗状态，提高胰岛 β 细胞的敏感性。

临床用法　内服：煎汤，3～6g。

参 考 文 献

李姣，2020. 草果醇提物对糖尿病大鼠糖脂代谢及氧化应激影响的研究[D]. 郑州：郑州大学.

尚明越，王嘉乐，代国娜，等，2022. 草果化学成分、药理作用、临床应用研究进展及质量标志物预测分析[J]. 中草药，53（10）：3251-3268.

解立斌，陈佳，剧慧栋，等，2022. 草果甲醇溶出物抑制 α-葡萄糖苷酶活性及调节血糖作用[J]. 食品工业科技，43（8）：382-388.

7. 紫苏叶

本品为唇形科植物紫苏的干燥叶（或带嫩枝）。主产于江苏、浙江、河北。

性味与归经　味辛，性温。归肺、脾经。

功效与主治　解表散寒，行气和胃。主治风寒感冒，咳嗽呕恶，妊娠呕吐，鱼蟹中毒。

主要成分　主要含挥发油：紫苏醛，紫苏酮，苏烯酮，矢车菊素，莰烯，薄荷醇，薄荷酮，紫苏醇，二氢紫苏醇，丁香油酚等。

降糖机制　紫苏叶及有效成分可抑制 α-葡萄糖苷酶活性，改善胰岛素抵抗，减少葡萄糖的生成，降低血糖。

临床用法　内服：煎汤，3～6g。

参 考 文 献

陈萌，杨春娟，郭鹏，等，2023. 紫苏降糖降脂有效成分及作用机制的研究进展[J]. 中华中医药学刊，41（3）：142-146.

齐欣，路欣彤，林长青，等，2021. 紫苏叶提取物对 1 型糖尿病小鼠降血糖作用[J]. 食品与机械，37（11）：153-158.

王振兴，2021. 紫苏叶中降血糖活性成分的筛选分离及其作用机制[D]. 南昌：江西师范大学.

七、多 酚 类

作用机制 药用植物如虎杖、仙鹤草、火绒草、地骨皮以及绿茶等都含有多酚类化合物。现代研究表明，中药提取物中酚类化合物显示较强的 α-葡萄糖苷酶抑制活性，能够延缓蔗糖分解，并增加其排泄，从而抑制口服蔗糖和淀粉后血糖的升高，达到降糖作用；此外，还能改善糖尿病大鼠的糖耐量，稳定其血糖。

参 考 文 献

黄修晴，初众，房一明，等，2021. 植物多酚降血糖机制的研究进展[J]. 食品工业科技，42（18）：461-469.
尚杰，刘淼，梁洋，等，2022. 中药活性成分治疗糖尿病及其并发症的研究进展[J]. 世界科学技术（中医药现代化），24（5）：1729-1737.
杨成峻，陈明舜，刘成梅，等，2023. 花椒果皮多酚类成分鉴定及降血糖活性[J]. 食品科学，44（2）：271-278.
朱晓丹，江冰洁，刘新元，等，2019. 天然产物中黄酮多酚及生物碱类化合物治疗 2 型糖尿病研究进展[J]. 中国现代中药，21（11）：1592-1598.

1. 赤芍

本品为毛茛科多年生草本植物芍药或川赤芍的根。全国绝大部分都产。晒干、切片；生用或炒用。

性味与归经 味苦，性微寒。归肝经。

功效与主治 清热凉血，散瘀止痛。主治热入营血，斑疹吐衄，经闭癥瘕，跌打损伤，疮痈肿毒，目赤肿痛。

主要成分 芍药根含芍药苷、氧化芍药苷、苯甲酰芍药苷、白芍苷、没食子酰芍药苷等，此外，还含有 β-谷甾醇、胡萝卜苷、鞣质、右旋儿茶精及挥发油、醇类和酚类等多种成分。

降糖机制 现代药理学研究表明，赤芍中其主要含有芍药苷类和没食子酸类等化合物，具有降低血糖的作用。

临床用法 内服：水煎服，临床常用剂量 6～12g。

参 考 文 献

郭林，杨宇峰，石岩，2022. 赤芍对糖尿病肾病保护作用及其机制研究[J]. 辽宁中医药大学学报，24（12）：217-220.
吴玲芳，王子墨，赫柯芊，等，2021. 赤芍的化学成分和药理作用研究概况[J]. 中国实验方剂学杂志，27（18）：198-206.
杨玉赫，徐雪娇，李陈雪，等，2021. 赤芍化学成分及药理作用研究新进展[J]. 化学工程师，35（9）：42-44，31.

2. 地骨皮

本品为茄科植物枸杞或宁夏枸杞的干燥根皮。全国大部分地区有生产。

性味与归经　味甘，性寒。归肺、肝、肾经。

功效与主治　清热凉血。治虚劳潮热盗汗，肺热咳喘，吐血，衄血，血淋，消渴，高血压，痈肿，恶疮。

主要成分　根皮含桂皮酸和多量酚类物质、甜菜碱。尚分离得枸杞素 A、枸杞素 B、β-谷甾醇、亚油酸、亚麻酸等。

降糖机制　地骨皮中有效的降糖成分之一是牛磺酸。动物实验表明，地骨皮煎剂能明显降低四氧嘧啶诱导的糖尿病小鼠血糖，主要是由于地骨皮中牛磺酸发挥有益作用；牛磺酸具有一定的降血糖作用，主要是因与胰岛素受体蛋白的相互作用，而不是依赖增加胰岛素的释放实现的。牛磺酸与胰岛素受体结合，促进细胞摄取和利用葡萄糖，加速糖酵解，达到降低血糖的目的。

临床用法　内服：水煎服，临床常用剂量 9～15g。

参考文献

陈靖枝，卢星，胡运琪，等，2021. 传统中药地骨皮化学成分和药理活性研究进展[J]. 中国中药杂志，46（12）：3066-3075.
黎浩，柳航，王敏，等，2022. 地骨皮甲素的药理作用研究进展[J]. 药物评价研究，45（6）：1200-1205.
徐鹤然，赵乐，张晓娜，等，2021. 地骨皮化学成分及其生物学功效研究进展[J]. 日用化学工业，51（5）：450-456，467.

3. 何首乌

本品为蓼科多年生缠绕藤本植物，药材基源蓼科植物何首乌的块根。主产于陕西南部、甘肃南部、华东、华中、华南、四川、云南及贵州。

性味与归经　味苦、甘、涩，性微温。归肝、心、肾经。

功效与主治　养血滋阴，润肠通便，截疟，祛风，解毒。主治血虚头晕目眩，心悸，失眠；肝肾阴虚之腰膝酸软，须发早白，耳鸣，遗精，肠燥便秘，久疟体虚，风疹瘙痒，疮痈，瘰疬，痔。

主要成分　含蒽醌衍生物，主要为大黄酚、大黄素，其次为大黄酸、大黄素甲醚、大黄酚蒽酮、土大黄苷；还含芪三酚苷和鞣质，酰胺类化合物主要有穆坪马兜铃酰胺、*N*-反式阿魏酰基-3-甲基多巴胺以及 2-甲氧基-6-乙酰基-7-甲基胡桃醌；此外，还含有淀粉、卵磷脂、粗脂肪、鞣酸、矿物质等。

降糖机制　何首乌能发挥非竞争性高效抑制 α-葡萄糖苷酶的作用，从而达到降低血糖的目的。

临床用法　内服：煎汤者 10～20g；熬膏、浸酒或入丸、散外用者适量，煎水洗、研末撒或调涂。

参考文献

陈华，周迪夷，2020. 基于 TLR4/NF-κB 信号通路探讨何首乌提取物二苯乙烯苷对糖尿病肾病早期大鼠的影响[J]. 中国医药导报，17（17）：21-25.

史永恒，袁欣，党明，等，2019. 何首乌中二苯乙烯氧苷降血糖靶点筛选及体内外降血糖活性研究[J]. 中草药，50（18）：4378-4383.
王宏杨，迟继铭，姜雪，等，2019. 何首乌提取物二苯乙烯苷药理及临床研究进展[J]. 中华中医药学刊，37（10）：2464-2469.

4. 苦丁茶

本品为苦丁茶属冬青科，别名菠萝树、大叶茶、苦灯茶。来源为冬青科植物大叶冬的叶。主产于福建。

性味与归经 味苦、甘，性寒。归肝、肺、胃经。

功效与主治 清热消暑，明目益智，生津止渴，利尿强心，润喉止咳。主治：风热头痛，齿痛，目赤，聤耳，热病烦渴，泄泻，痢疾。

主要成分 苦丁茶中含有多种成分，如苦丁皂苷、氨基酸、维生素 C、多酚类、黄酮类、咖啡因、蛋白质、维生素及锌、锰微量元素等。

降糖机制 苦丁茶提取物能显著降低糖尿病小鼠的血糖，升高糖尿病小鼠血清 SOD 值，并可调节其血脂代谢。苦丁茶提取物的降糖作用机制，可能与其降低高血脂水平尤其是游离脂肪酸的含量和提高机体的抗氧化能力有关。

临床用法 内服：泡茶。

参考文献

刘贞秀，吴莹灿，张可欣，等，2022. 苦丁茶总黄酮提取工艺和药理作用的研究进展[J]. 山东化工，51（15）：92-94.
尹国利，赵露，邹成梅，等，2020. 超声波辅助提取苦丁茶多酚及其抗氧化与降糖活性研究[J]. 食品研究与开发，41（17）：48-55.
张现珠，王潇潇，陈贵杰，等，2022. 大叶苦丁茶多糖的研究进展[J]. 中国茶叶加工，（1）：49-57.

5. 绿茶

绿茶因采取茶树新叶，冲泡后保存了鲜茶叶色泽和绿色而名；未经发酵，而经杀青、揉拧、干燥等典型工艺制备。综合产地非常广泛，包括江浙一带的儿茶龙井茶、安徽的大茶黄山毛峰、云南的碧螺春等。

性味与归经 味甘、苦，性微寒。归心、胃、肺经。

功效与主治 清头目，除烦渴，清热解毒，化痰，消食利尿。主治：用于肝风头痛，疖肿、口舌生疮、消渴、食积等。

主要成分 儿茶素、茶多酚、茶碱及咖啡因、单宁酸、黄酮醇类。另外还含有叶绿素、醛类、酯类、维生素 C、高分子棕榈酶和萜烯类化合物等。

降糖机制 绿茶提取物具有降糖作用，主要表现为能降低糖尿病大鼠蔗糖或淀粉负荷后血糖的持续升高趋势，从而改善其糖耐量。研究表明，可能与绿茶提取物对 α-葡萄糖苷酶和 α-淀粉酶的抑制作用，以及葡萄糖转运活性的抑制作用有关。绿茶中的单宁成分，具有延缓糖类食物在人体内被吸收的作用。

临床用法　内服：煎汤或泡茶。

参 考 文 献

叶晴，刘毅，陈金鹏，等，2021. 绿茶化学成分及药理作用研究进展[J]. 药物评价研究，44（12）：2711-2719.
张志灵，彭芳刚，单娅媚，2022. 茶叶的降血糖活性及作用机理研究进展[J]. 现代食品，28（14）：39-43.
朱辉，贾甜甜，李东林，等，2019. 日照绿茶茶多酚的提取及其对血糖浓度的影响[J]. 化工设计通讯，45（12）：226-227.

6. 牡丹皮

同“多糖类”中“牡丹皮”。

7. 普洱茶

普洱茶属于黑茶，因产地在云南普洱市故得名。现在泛指普洱茶区生产的茶，以云南大叶种晒青毛茶为原料，经过发酵加工成的散茶和紧压茶。

性味与归经　味甘、苦，性寒。归肝、胃经。

功效与主治　清热生津，辟秽解毒，消食解酒，醒神透疹。

主要成分　儿茶素类：俗称“茶单宁”，是茶叶特有成分；茶叶含嘌呤类生物碱，以咖啡酸为主，还含有可可豆碱、茶碱、黄嘌呤等；此外，还含有氨基酸、多酚类、维生素C、类胡萝卜素以及丰富的钾、钙、镁、锰等矿物质和黄酮醇类。活性作用成分主要是红茶素、黄茶素、茶褐素、没食子酸和维生素等。

降糖机制　研究发现，普洱茶活性作用成分如没食子酸等对α-淀粉酶起抑制作用，能改善糖脂代谢和胰岛素抵抗，对2型糖尿病具有降血糖效果。

临床用法　内服：煎汤或泡茶。

参 考 文 献

藏传刚，任珊，刘宇超，等，2021. 玉米须多糖与普洱茶多糖降血糖、降血脂作用研究[J]. 中国医学创新，18（16）：29-34.
杜恩菊，张译丹，才让卓玛，等，2020. 普洱茶改善高脂饲料饲喂大鼠的胰岛素抵抗作用[J]. 食品研究与开发，41（23）：14-20.
王绍梅，李晓君，宋文明，等，2020. 普洱茶中没食子酸及其改善饮食诱导的糖脂代谢紊乱研究进展[J]. 茶叶科学，40（4）：431-440.

8. 苏木

本品为豆科云实属植物苏木的干燥心材。主产于广西、广东、台湾、贵州、云南、四川等地。

性味与归经　味甘、咸，性平。归心、肝、脾经。

功效与主治　行血祛瘀，消肿止痛。主治经闭痛经，产后瘀阻，胸腹刺痛，外伤肿痛。

主要成分　苏木木部含巴西苏木素，在空气中氧化为巴西苏木红素；还含有苏木酚、挥发油如水芹烯及罗勒烯；此外，还含鞣质。心材中含色原烷类化合物等成分。

降糖机制　从苏木中分离的巴西苏木素、苏木查耳酮等酚性的活性成分，是糖代谢中醛糖还原酶抑制剂，可抑制糖尿病合并症中醛糖还原酶的活性，能降低血糖，用于糖尿病及合并症治疗。

临床用法　内服：水煎服，临床常用剂量3～10g。

参考文献

崔丽，曹珣，2023. 苏木的药理作用及临床应用研究进展[J]. 陕西中医，44（3）：406-408.
杜培培，2021. 基于血脂水平代谢探讨苏木乙酸乙酯提取物对T2DM大鼠模型胰岛素抵抗及胰腺损伤的干预作用[J]. 亚太传统医药，17（9）：19-23.
刘影哲，夏兆晨，温宇婷，等，2019. 苏木对糖尿病大血管病变中谷胱甘肽、白介素-6的影响[J]. 吉林中医药，39（9）：1221-1224.

9. 威灵仙

本品为双子叶植物毛茛科威灵仙、棉团铁线莲（山蓼）或东北铁线莲（黑薇）的干燥根及根茎。主产于安徽（歙县、贵池）、浙江等地。

性味与归经　味辛、咸，性温。归膀胱经。

功效与主治　祛风湿，通经络，消骨鲠。主治风湿痹痛，骨鲠哽咽。

主要成分　根含白头翁素、白头翁内酯、甾醇、糖类、皂苷、内酯、酚类、氨基酸。叶含内酯、酚类、三萜、氨基酸、有机酸等成分。

降糖机制　动物实验表明，威灵仙浸剂可明显增强正常大鼠对葡萄糖的同化作用，起到降低血糖的作用。

临床用法　内服：水煎服，临床常用剂量6～9g。

参考文献

曹玲，崔琳琳，孙艳，等，2022. 威灵仙的药理作用及其机制研究进展[J]. 药物评价研究，45（11）：2364-2370.
付强，王萍，杜宇凤，等，2018. 威灵仙化学成分及其药理活性最新研究进展[J]. 成都大学学报（自然科学版），37（2）：113-119.
邹新蓉，王长江，王小琴，2015. 威灵仙提取物对糖尿病肾病大鼠的作用[J]. 中国实验方剂学杂志，21（16）：152-156.

10. 仙鹤草

本品为蔷薇科植物龙牙草的干燥地上部分。西洋龙芽草原产于美国、加拿大及欧洲等地区，中国各地都有引进栽植。

性味与归经　味苦、涩，性平。归心、肝经。

功效与主治　收敛止血，补虚，消积，止痛，杀虫。主治咯血，吐血，衄血，泻痢，脱力劳伤，神疲乏力，面色萎黄。

主要成分　仙鹤草全草含仙鹤草素，包括仙鹤草甲素、仙鹤草乙素、仙鹤草丙素、仙鹤草丁素、仙鹤草戊素、仙鹤草己素等6种；还含有木犀草素-7-葡萄糖苷、芹菜素-7-葡萄糖苷、槲皮素、没食子酸、咖啡酸、香豆素、仙鹤草内酯以及鞣质、甾醇、皂苷和挥发油等多种成分。

降糖机制　仙鹤草中有多种降糖活性成分，没食子酸、山柰酚、槲皮素等通过抑制 *α*-葡萄糖苷酶及 *α*-淀粉酶活性起到降糖作用；仙鹤草降糖提取物通过抑制 NF-κB 激活系统达到降糖作用。

临床用法　内服：水煎服，临床常用剂量 3～10g，大剂量 30～60g。

参 考 文 献

陈文鹏，卢健棋，庞延，等，2022. 仙鹤草化学成分、药理作用及临床应用研究进展[J]. 辽宁中医药大学学报，24（6）：118-122.

黄双双，冉孟婷，吕艳春，2017. 仙鹤草对糖尿病小鼠血糖的影响研究[J]. 遵义医学院学报，40（4）：378-382，388.

李君，杨杰，2020. 仙鹤草主要化学成分与药理作用研究进展[J]. 中国野生植物资源，39（4）：54-60.

11. 覆盆子

本品为蔷薇科植物华东覆盆子的干燥果实。主产于浙江、福建、湖北。

性味与归经　味甘、酸，性温。归肝、肾、膀胱经。

功效与主治　益肾固精缩尿，养肝明目。主治肾虚遗尿，小便频数，阳痿早泄，遗精滑精。

主要成分　主要含有机酸类成分：鞣花酸，覆盆子酸等。还含黄酮类、山柰酚-3-*O*-芸香糖苷、萜类、多糖等。

降糖机制　覆盆子多酚可清除自由基，抑制 *α*-葡萄糖苷酶活性；覆盆子原花青素可降低2型糖尿病大鼠的血糖。

临床用法　内服：水煎服，临床常用剂量 3～10g，大剂量 30～60g。

参 考 文 献

卢遇，2020. 覆盆子中降血糖成分提取分离和主要活性成分鉴定[D]. 南昌：江西师范大学.

张露，王夜寒，梅强根，等，2022. 覆盆子不同多酚组成及抗氧化、抗糖尿病活性[J]. 食品科学，43（18）：192-199.

曾小艳，李永平，赵钰，等，2022. 覆盆子原花青素对2型糖尿病大鼠糖脂代谢及抗氧化作用影响的研究[J]. 现代中药研究与实践，36（1）：18-21.

12. 玫瑰花

本品为蔷薇科植物玫瑰的干燥花蕾。主产于江苏、浙江。春末夏初花将开放时分批采摘，及时低温干燥。

性味与归经　味甘、微苦，性温。归肝、脾经。

功效与主治　行气解郁，和血，止痛。主治肝胃气痛，食少呕恶，月经不调，跌仆伤痛。

主要成分　主要含挥发油：如玫瑰油、香茅醇、牻牛儿醇、橙花醇、丁香油酚、苯乙醇等。还含有槲皮苷、鞣质、脂肪油、有机酸等。

降糖机制　玫瑰花、玫瑰多酚提取物可降低 2 型糖尿病大鼠血清葡萄糖、胰高血糖素水平及糖化血清蛋白含量。小枝玫瑰花总黄酮可抑制 α-葡萄糖苷酶活性，小枝玫瑰提取物可以降低糖尿病小鼠血糖，改善糖耐量。

临床用法　内服：水煎服，临床常用剂量 3～6g。

参 考 文 献

高嘉宁，张丹，龙伟，等，2021. 玫瑰花主要化学成分和药理作用研究进展[J]. 化学工程与装备，290（3）：205-206.

兰卫，2022. 新疆小枝玫瑰花降脂降糖活性高通量筛选[J]. 中国食品添加剂，33（6）：62-70.

苏龙嘎，2020. 玫瑰花降糖成分的提取分离及其药理作用研究[D]. 呼和浩特：内蒙古医科大学.

13. 芡实

本品为睡莲科植物芡的干燥成熟种仁。主产于江苏、山东、湖南、湖北、四川。

性味与归经　味甘、涩，性平。归脾、肾经。

功效与主治　益肾固精，补脾止泻，除湿止带。主治梦遗滑精，遗尿尿频，脾虚久泻，白浊，带下。

主要成分　主要含有多酚类、黄酮类、甾醇类、木脂素类、脑苷脂类、生育酚类、挥发油类等 100 多种化合物。

降糖机制　芡实超微粉能改善 2 型糖尿病小鼠血糖，保护肾脏结构。芡实提取物对 α-淀粉酶活性有抑制作用。芡实中 2β-羟基桦木酸、3β-油酸酯可降低 STZ 诱导的 2 型糖尿病模型大鼠的血糖水平。

临床用法　内服：水煎服，临床常用剂量 3～6g。

参 考 文 献

邓秋童，齐英，王秋红，2022. 芡实的炮制沿革及现代研究进展[J]. 中国药房，33（15）：1911-1915.

平橹，孙艳艳，方敬爱，等，2015. 芡实对糖尿病肾病大鼠肾组织 MMP-9、TIMP-1 及 Collagen Ⅳ表达的影响[J]. 中国中西医结合肾病杂志，16（7）：583-586.

王瑀，2019. 芡实化学成分及生物活性研究[D]. 济南：山东大学.

杨秋龙，2014. 芡实降血糖效果的临床研究[J]. 中医临床研究，6（34）：26，29.

朱煜冬，2020. 芡实超微粉对 2 型糖尿病小鼠的降血糖与肾脏功能调节作用[D]. 合肥：合肥工业大学.

八、不饱和脂肪酸类

作用机制　不饱和脂肪酸包括亚油酸、亚麻酸、花生四烯酸等，如月见草、荔枝核、鬼箭羽、车前子等单味药中都含有。动物实验表明，含有不饱和脂肪酸的单味药具有降糖的功能，其机制是：①可改善动物的糖耐量；②增加 cAMP 的活性，提高胰岛 β 细胞分泌胰岛素的功能，达到降糖的目的；③降低糖尿病并发症的发生率。

参 考 文 献

陈显桐，左盛佳，李可欣，等，2021. n-3 多不饱和脂肪酸对糖尿病心肌病小鼠心脏的保护作用[J]. 中国病理生理杂志，37（8）：1376-1386.

谭惠文，李农，向蔚婷，2020. *Omega*-3 多不饱和脂肪酸预防 1 型糖尿病发病风险的研究进展[J]. 医学综述，26（9）：1784-1789.

周黔英，吴琼，邹琴，等，2020. 补充 n-3 多不饱和脂肪酸对糖尿病患者肾功能指标影响的 Meta 分析[J]. 临床肾脏病杂志，20（6）：458-464.

1. 蚕蛹

蚕蛹羽化成蛾，也称蛾公。主产于浙江、江苏等地。

性味与归经　味甘、辛、咸，性温。归脾、胃经。

功效与主治　祛风湿，和中化湿。主治风湿痹痛，小儿疳积，消渴热病。

主要成分　蛹含蛋白质、脂类物质，其中主要成分为不饱和脂肪酸、甘油酯、少量卵磷脂、甾醇、脂溶性维生素等。

降糖机制　动物实验表明，蛹提取物中有丰富的 ω-3 多不饱和脂肪酸，可改变胰岛素受体的亲和力，增加胰岛素敏感性，具有降低血糖的作用；蚕蛹油可抑制 α-葡萄糖苷酶的活性，提高糖代谢中的己糖激酶和丙酮酸激酶的活性，达到降糖的作用。

临床用法　内服：水煎服，临床常用剂量 5～15g。

参 考 文 献

贾叶，包斌，马明，等，2021. 蚕蛹蛋白源肠内营养混悬剂对二型糖尿病小鼠肠道菌的影响[J]. 食品与发酵工业，47（8）：62-66.

张玉，王君虹，王伟，等，2018. 蚕蛹蛋白酶解肽对糖尿病小鼠的降血糖作用[J]. 浙江农业科学，59（2）：266-268.

郑冰姝，李少凡，金书香，等，2021. 柞蚕蛹蛋白药用价值的研究进展[J]. 吉林医药学院学报，42（1）：48-50.

2. 车前子

同“多糖类”中“车前子”。

3. 鬼箭羽

本品为双子叶植物纲，卫矛目、卫矛科、卫矛属，为卫矛科植物卫矛的具翅状物的枝条或翅状附属物。主产于东北的黑龙江省，吉林省，辽宁省以及华北、西北至长江流域各地；日本、朝鲜也有分布。

性味与归经　味苦、辛，性寒。归肝经。

功效与主治　破血通经，解毒消肿，杀虫。主治癥瘕结块，心腹疼痛，闭经，痛经，崩中漏下，产后瘀滞腹痛，恶露不下，疝气，历节痹痛，疮肿，跌打伤痛，虫积腹痛，水火烫伤，毒蛇咬伤。

主要成分　晒干鬼箭羽的嫩枝或枝翅，含豆甾醇等甾类、卫矛醇及香橙素、*D*-儿茶素、去氢双儿茶素等；含有亚油酸、亚麻酸、乙酸和苯甲酸等。尚含草乙酸。酮类成分含表无羁萜醇、无羁萜、槲皮素、卫矛醇。种子油中含饱和脂肪酸、油酸，叶含表无羁萜醇、无羁萜、槲皮素、卫矛醇，尚含草乙酸。

降糖机制　卫矛煎剂中提取的草酰乙酸钠能刺激胰岛 β 细胞，调整不正常的糖代谢过程，加强胰岛素的分泌，对正常或四氧嘧啶诱导的糖尿病的家兔有降低血糖、尿糖及增加体重的作用。实验大鼠连续 40 天口服，每天 5～10mg，可造成低血糖及胰岛 β 细胞增殖，而胰岛 α 细胞萎缩。对正常麻醉犬静脉滴入能引起显著的血糖下降。

临床用法　内服：水煎服，临床常用剂量 5～15g。

参考文献

程瑞，李力，李先行，等，2022. 鬼箭羽在糖尿病中的应用[J]. 河南中医，42（4）：644-648.

蒋洁莹，刘瑾，2022. 鬼箭羽对糖尿病大鼠心肌组织氧化应激损伤及 NFE2L2/HMOX1 信号通路的影响[J]. 中医药导报，28（11）：6-11.

孙婧，杨燕云，许亮，等，2021. 箭羽化学成分与药理作用研究进展[J]. 辽宁中医药大学学报，23（7）：85-95.

4. 荔枝核

本品为无患子科植物荔枝的干燥成熟种子。主产于广东、广西、福建、台湾。

性味与归经　味甘、微苦，性温。归肝、肾经。

功效与主治　行气散结，散寒止痛。主治疝气痛，睾丸疼痛，胃脘久痛，痛经，产后腹痛。

主要成分　①脂肪酸类：软脂酸、油酸、亚麻酸、环丙烯基脂肪酸等；②氨基酸类：天冬氨酸、谷氨酸、丝氨酸、组氨酸、精氨酸、脯氨酸、蛋氨酸等多种必需和非必需的氨基酸；③挥发油：对-苯乙醇的衍生物和萜类物质；④苷类：胡萝卜苷、豆甾醇-*β*-*D*-葡萄糖苷、乔松素-7-新橙皮糖苷等；⑤甾醇及多元醇类：豆甾醇、*β*-谷甾醇等多种成分。

降糖机制　实验结果表明荔枝核水和醇提取物能降低血糖，其机制主要是保护或促进受损胰岛 β 细胞修复，增强胰岛素敏感性，达到降糖作用。

临床用法　内服：水煎服，临床常用剂量 4.5～9g，或入丸散剂。

参考文献

邓志军，李阿荣，罗永佳，等，2020. 荔枝核改善胰岛素抵抗治疗 2 型糖尿病的网络调控作用研究[J]. 广东药科大学学报，36（6）：834-839.

满淑丽，王莹，马江，等，2019. 荔枝核有效成分富集物抑制细胞摄取胰岛素的机制[J]. 天津科技大学学报，34（2）：6-11.

张艳秋，郑炜，刘凯青，等，2020. 荔枝核多糖的水提醇沉工艺优化及其对 α-葡萄糖苷酶的抑制活性研究[J]. 中国药房，31（16）：1995-2000.

5. 绿豆

绿豆是最常见的谷物类当中的一种，是我国人民的传统豆类食物。

性味与归经　味甘，性寒。归心、胃经。

功效与主治　清热解毒，清热消暑，除烦止渴，通利小便。主治痈肿疮毒，暑热烦渴，药食中毒，小便不通，淋沥不畅，水肿等。

主要成分　绿豆中含有的蛋白质大多是球蛋白，赖氨酸含量丰富；脂肪多为不饱和脂肪酸，磷脂成分有磷脂酰胆碱、磷脂酰乙醇胺、磷脂酰肌醇、磷脂酰甘油等；糖类含较多的糊精和半纤维素、戊聚糖、半乳聚糖等；此外，还含有胡萝卜素、维生素 A、B 族维生素以及钙、磷、铁等。

降糖机制　绿豆中的能量值比其他谷物低，淀粉中含有低聚糖，没有相应水解酶很难被消化吸收，因此，对糖尿病患者有辅助治疗的作用。绿豆多糖能降低糖尿病小鼠血糖、血脂，抗炎，调节免疫。

临床用法　煎服，15～30g。外用适量。

参 考 文 献

侯殿志，陈博睿，王晗，等，2021. 绿豆皮对高脂饲料联合链脲佐菌素诱导的糖尿病小鼠糖脂代谢的改善作用[J]. 中国食品学报，21（7）：123-129.
李美琦，刘玉茜，孙亮，等，2021. 绿豆皮活性成分提取、功能及应用的研究进展[J]. 食品研究与开发，42（16）：190-198.
秦丽，2022. 绿豆皮多糖的理化性质及其免疫调节活性[D]. 南昌：南昌大学.
张学敏，张承泰，李美麒，等，2022. 绿豆皮多糖研究进展[J]. 粮食加工，47（3）：40-44.

6. 月见草

本品为柳叶菜科植物月见草的成熟种子。主产于贵州。

性味与归经　味甘、苦，性温。归肝、肾经。

功效与主治　祛风湿，强筋骨。主治风寒湿痹，筋骨酸软。

主要成分　月见草含有月桂酸、肉豆蔻酸、棕榈酸、硬脂酸、花生素、辛酸等成分。其种子所榨取的油称为月见草油，主要成分为油酸、亚油酸、γ-亚麻酸等，而含量高达 8%～14%的 γ-亚麻酸又是人体所必需的不饱和脂肪酸；花中含挥发油及萜类；叶与茎中含丰富的维生素 C、多种黄酮苷、生物碱成分等。

降糖机制　多项实验研究证实，月见草含有 γ-亚麻酸或花生四烯酸，在体内可转化为前列腺素和白三烯等活性物质，具有降血糖作用。由 γ-亚麻酸生成的前列腺素可增强腺苷酸环化酶的活性，提高胰岛 β 细胞胰岛素的分泌水平，利于改善糖尿病及其并发症发展。月见草油合剂能改善糖尿病小鼠的糖脂代谢，并有抗氧化作用。

临床用法　内服：水煎服，临床常用剂量 5～15g。

参 考 文 献

金在久，姜艳玲，张善玉，2011. 月见草油合剂对糖尿病小鼠糖脂代谢及抗氧化作用的影响[J]. 中国老年学杂志，31（1）：111-113.
柯雯欣，2022. 国内月见草属植物研究现状综述[J]. 现代园艺，（15）：18-20.
刘娟娟，张靖柯，李孟，等，2022. 月见草化学成分的研究[J].中药材，9：2122-2127.

九、氨基酸、肽类

作用机制　如螺旋藻、枸杞子、冬虫夏草、青果、绿豆、南瓜、决明子、马齿苋、蚕茧、薏苡、麦冬、当归等含有人体需要的多种必需、非必需氨基酸。其主要降糖机制是改善糖耐量。如南瓜中的微量元素铬是葡萄糖耐量因子；豆类有抑制淀粉酶活性，降低血糖的作用。被誉为“植物胰岛素”的苦瓜苷，可改善正常小鼠的糖耐量；螺旋藻降低糖尿病小鼠空腹血糖，改善其糖耐量。

参 考 文 献

蒋晓雪，郭非凡，2021. 氨基酸调控肝脏糖脂代谢的作用与机制[J]. 生理学报，73（5）：723-733.
刘彬，2016. N-苯丙烯酰氨基酸类化合物的合成及其α-葡萄糖苷酶抑制活性研究[D]. 武汉：华中农业大学.
杨佳丽，李彩云，2022. 支链氨基酸补充方案中Betatrophin与妊娠期糖尿病患者糖脂代谢的相关性分析[J]. 中国妇幼保健，37（8）：1357-1360.
张瑞芳，肖春，吴清平，等，2021. 氨基酸介导的多糖降血糖机制[J].中国食品学报，21（11）：311-318.

1. 大麦茶

本品为禾本科大麦属一年生草本作物。大麦茶是中国、日本、韩国等民间广泛流传的一种传统清凉饮料，把大麦炒制成焦黄，食用前只需要用热水冲泡2～3min就可浸出浓郁的香茶。

性味与归经　味甘，性平。归心、脾经。

功效与主治　平胃止渴，消渴除热，益气调中，宽胸下气，消积进食。《本草别录》中说：大麦主消渴，除热，益气，调中。主治：食滞泄泻，小便淋痛，水肿等。

主要成分　大麦芽中含有维生素A、B族维生素、维生素E和淀粉酶、转化糖酶、卵磷脂、蛋白质分解酶、酯化酶、脂肪和矿物质。

降糖机制　大麦中蛋白质具有较多的重要氨基酸，能增强人体代谢中细胞的修复功能；大麦脂肪中的油酸又可合成花生四烯酸，能降低血脂，还是合成前列腺素和脑神经的重要成分。大麦膳食纤维能降低血糖。

临床用法　内服或泡茶。

参 考 文 献

李林燕，2021. 大麦膳食纤维降血糖作用机制及其物质基础研究[D]. 南昌：南昌大学.
邢家宝，2021. 大麦茶的研究应用概况[J]. 广东茶业，175（1）：2-4.
张田，于寒松，2022. 燕麦和大麦β-葡聚糖的生理功能研究进展[J]. 粮食与油脂，35（3）：22-24，29.

2. 大蒜

本品为百合科植物大蒜的鳞茎。主要生产基地集中在山东、河南、江西、广西、安徽等。

性味与归经　味辛，性温。归脾、胃、肺经。

功效与主治　解毒杀虫，消肿，止痢。主治痈肿疔毒，疥癣，泄泻，痢疾，肺痨，百日咳等。

主要成分　大蒜中含有挥发性成分二丙烯基硫代磺酸酯、糖类、肽类与氨基酸类、酶类、硫苷类、甾体苷类及维生素、微量元素等化学成分。

降糖机制　研究证实，大蒜中的大蒜素能够降低四氧嘧啶诱导的糖尿病大鼠的血糖；生食大蒜可促进胰岛素的分泌及增加组织细胞对葡萄糖的利用程度，从而降低血糖水平。大蒜素还能保护肾功能，改善胰岛素拮抗。

参考文献

蒋静，唐晓铃，杨缙，2019. 大蒜素对 1 型糖尿病大鼠肾功能的保护作用及其机制[J]. 临床肾脏病杂志，19（7）：525-528.

麦榆桦，包娟，邱雪梅，等，2020. 大蒜素对糖尿病发生发展的抑制作用及其机制[J]. 食品工业科技，41（22）：335-341

张雪丹，陈振亩，2019. 大蒜素对链脲佐菌素所致糖尿病大鼠胰岛素抵抗及脂肪因子的影响[J]. 西部中医药，32（1）：23-26.

3. 鸡内金

本品为脊索动物门雉科动物家鸡的干燥沙囊内壁（肌胃）。全国各地均产。

性味与归经　味甘，性平。归脾、胃、小肠、膀胱经。

功效与主治　消食健胃，涩精止遗。主治饮食积滞，小儿疳积。

主要成分　鸡内金含微量胃蛋白酶、淀粉酶、胃激素、角蛋白等以及多种维生素。出生 4～8 周的小鸡砂囊内膜还含有胆绿素和胆汁三烯等黄色衍生物；以及赖氨酸、组氨酸、精氨酸、谷氨酸等多种氨基酸，此外，还含有铝、钙、铬、钴、铜、铁、镁、锰、钼、铅、锌等以及胃激素、角蛋白等多种成分。

降糖机制　糖脂代谢与硒、钒、铬、镍含量密切相关，而鸡内金与金樱子合用可改善钒、铬、硒、镍的含量，从而提高胰岛素的敏感性，而改善糖的代谢。

临床用法　内服：水煎服，临床常用剂量 3～10g；研末服，每次 1.5～3g。

参考文献

樊佳，刘晓谦，彭博，等，2021. 中药鸡内金的现代研究进展[J]. 世界中医药，16（17）：2542-2547.

王会，金平，梁新合，等，2018. 鸡内金化学成分和药理作用研究[J]. 吉林中医药，38（9）：1071-1073.

王楠，顾笑妍，吴怡，等，2021. 鸡内金的临床应用及药理作用研究概况[J]. 江苏中医药，53（1）：77-81.

4. 僵蚕

本品为蚕蛾科昆虫家蚕 4～5 龄的幼虫感染（或人工接种）白僵菌而致死的干燥体。主产于江苏的吴县、无锡、镇江、苏州、南通等地。

性味与归经　味咸、辛，性平。归肝、肺、胃经。

功效与主治　息风止痉，祛风止痛，化痰散结。主治惊险抽搐，风中经络，口眼㖞斜，风热头疼，目赤，咽喉肿痛。

主要成分　僵蚕主要含蛋白质，脂肪。还含多种氨基酸以及铁、锌、铜、锰、铬等。此外，白僵蚕的体表白粉中含有草酸铵。

降糖机制　动物实验证实，白僵蚕对四氧嘧啶诱导的糖尿病及并发症有一定的疗效，可控制空腹血糖，缓解糖尿病“三多”症状，具有降低尿糖等作用。

临床用法　内服：水煎服，临床常用剂量5～9g。研末吞服，每次1～1.5g。

参考文献

胡楠，石岩，曹宇博，等，2023. 白僵蚕化学成分及药用药效的中西医研究进展[J]. 中华中医药学刊，6：150-154.
姜秋，王玲娜，刘燕，等，2023. 僵蚕的炮制历史沿革、化学成分及药理作用研究进展[J]. 中国中药杂志，12：3269-3280.
刘影哲，刘冰冰，张洋，等，2022. 常用虫类药治疗糖尿病的研究[J]. 中国中医基础医学杂志，28（11）：1901-1907.
权浩浩，张晓凤，高凯，等，2021. 基于网络药理学的僵蚕主要药效作用研究[J]. 西部中医药，34（3）：92-96.

5. 苦瓜

同“多糖类”中“苦瓜”。

6. 南瓜

同“多糖类”中“南瓜”。

7. 青果

本品为橄榄科植物橄榄的成熟果实。我国南方及西南各地均产，主产于广东、广西、福建、云南等地。

性味与归经　味甘、酸，性平。归肺、胃经。

功效与主治　清热，利咽，祛痰，生津，健脾，解毒。主治咽喉肿痛，咳嗽，烦渴，鱼鳖中毒等。

主要成分　青果中富含丰富的蛋白质，脂肪，糖类，钙，磷，铁，维生素C等；种子含挥发油以及香树脂醇等。

降糖机制　青果提取物能够促进胰腺分泌胰岛素，调节人体内糖代谢过程，从而达到降低血糖水平的作用。

临床用法　煎服，1.5～6g，布包煎；或入丸、散。外用适量，研末撒，或调敷患处，或作吹药。

参考文献

程子良，祁惠芳，黄鹏飞，等，2020. 橄榄多酚的化学组成、药理作用及提取技术研究进展[J]. 中国油脂，45（11）：26-31+45.
郑淑娟，黄昆仑，仝涛，2023. 橄榄苦苷对高脂饮食联合链脲佐菌素诱导的糖尿病小鼠的降血糖作用研究[J]. 食品安全质量检测学报，14（3）：43-49.
郑淑娟，谢子鑫，方靖靖，等，2022. 橄榄苦苷改善 db/db 小鼠糖尿病的肝脏转录组学及生物信息学分析[J]. 食品科学，43（16）：186-193.

8. 水蛭

本品为水蛭科动物蚂蟥、水蛭或柳叶蚂蟥的干燥全体。全国大部地区的湖泊、池塘以及水田中均有生产。主产于山东微山，以微山湖产量最大。

性味与归经　味咸、苦，性平，有小毒。归肝经。

功效与主治　破血逐瘀消癥。主治癥瘕积聚，血瘀经闭及跌打损伤等。

主要成分　水蛭中氨基酸总含量较高，其中有人体必需氨基酸如亮氨酸、缬氨酸、赖氨酸等；还含有蛋白质、肝素、抗凝血酶；而新鲜水蛭唾液中含有一种抗凝血物质——水蛭素；此外，水蛭还含有人体必需常量元素钠、钾、钙、镁等，以及微量元素铁、锰、锌、硅、铝等多种成分。

降糖机制　现代研究表明，水蛭中含有多种与抗凝相关的生物活性物质如水蛭素、抗血栓素、类肝素等，具有很强的溶解纤维蛋白原、阻滞血液凝固、抑制红细胞聚集、增加微循环灌注等作用，因此，在防治 2 型糖尿病并发症中具有重要的作用，尤其对糖尿病肾病和心血管病变有较好的防治作用。

临床用法　内服：水煎服，临床常用剂量 1.5～3g；研末服，0.3～0.5g，以入丸散。

参考文献

李晓文，王泽，林兰，2021. 水蛭在糖尿病心血管疾病中的作用机制与应用[J]. 天津中医药，38（7）：941-946.
刘吉尧，徐霜霜，曾海文，等，2021. 水蛭对糖尿病肾病的疗效及安全性的 Meta 分析[J]. 实用中医内科杂志，35（5）：137-139.
庞欣欣，仝育，李好培，等，2019. 中药水蛭及其提取物治疗糖尿病肾病的研究进展[J]. 光明中医，34（1）：168-171.

9. 玉米须

同“皂苷类”中“玉米须”。

10. 蚕茧

本品为昆虫纲鳞翅目蚕蛾科家蚕的茧壳。

性味与归经　味甘，性温。归脾经。

功效与主治　止血，止渴，解毒疗疮。主治肠风便血，淋痛尿血，妇女血崩，消渴引饮，反胃，痈疽脓成不溃，疳疮。

主要成分　主要成分为丝胶和蚕蛹蛋白，化学成分主要为氨基酸、黄酮类、生物碱、萜类、有机酸和木质素，以及丰富的黄酮次生代谢产物，包括槲皮素、异槲皮素、槲皮素3-*O*-槐苷、槲皮素-3-*O*-*α*-*L*-鼠李糖苷、槲皮素-3-*O*-芦丁苷和山柰酚。

降糖机制　蚕茧所含的丝胶蛋白可促进葡萄糖转运和肝糖原合成，降低血糖，并增强胰岛素的分泌与敏感性，减轻胰岛损伤。

临床用法　内服：水煎服，临床常用剂量3～10g；或研末。外用：适量，烧存性，研末撒或调敷。

参 考 文 献

刘东慧，付文亮，付秀美，等，2020. 丝胶对2型糖尿病大鼠肝脏胰岛素PI3K/Akt信号通路的调节作用及其机制[J]. 吉林大学学报（医学版），46（2）：228-232.

翁渝洁，2021. 丝胶蛋白对Ⅱ型糖尿病大鼠的治疗作用及其降血糖机理[D]. 苏州：苏州大学.

张亚亨，李慧，刘雪乐，等，2020. 中药蚕茧壳的药理及临床研究进展[J]. 上海中医药杂志，54（4）：102-105.

钟海玲，龚雪，陈忠敏，等，2021. 丝胶蛋白逆转Ⅱ型糖尿病的研究进展[J]. 丝绸，58（9）：40-47.

11. 乌梅

本品为蔷薇科植物梅的干燥近成熟果实。夏季果实近成熟时采收，低温烘干后闷至色变黑。主产于四川、浙江、福建。

性味与归经　味酸、涩，性平。归肝、脾、肺、大肠经。

功效与主治　敛肺，涩肠，生津，安蛔。主治肺虚久咳，久痢滑肠，虚热消渴，蛔厥，呕吐腹痛，胆道蛔虫症。

主要成分　主要含有机酸类成分：如柠檬酸，苹果酸，琥珀酸，酒石酸等。还含熊果酸、芦丁、豆甾醇等。

降糖机制　乌梅中山柰酚可降低肥胖小鼠的空腹血糖、血清HbA1c水平，并改善了胰岛素抵抗。乌梅肉及乌梅含有的柠檬酸、苹果酸等成分具有降血糖作用。

临床用法　内服：水煎服，临床常用剂量6～12g，大剂量可用至30g。外用：适量，捣烂或炒炭研末外敷。

参 考 文 献

尚朝利，白泽方，2022. 乌梅的成分及临床药理药用价值[J]. 现代盐化工，49（5）：38-40.

杨亚湉，王瑞，钱程程，等，2023. 乌梅化学成分、药理作用研究进展及质量标志物预测[J]. 中成药，45（5）：1583-1588.

朱月，袁静，孙文波，等，2022. 乌梅药理作用及临床应用研究进展[J]. 辽宁中医药大学学报，24（7）：155-159.

十、微 量 元 素

作用机制　动物实验表明：糖尿病及并发症的发生发展与体内缺乏微量元素有关，因为微量元素参与体内糖代谢过程，如青钱柳茶、番石榴等含有铬，铬是葡萄糖耐量因子（GTF）的活性成分，可增强胰岛β细胞对葡萄糖的敏感性；被称为胰岛素活性“第二信使”的镁，参与胰岛素的分泌、结合，在增强胰岛素的敏感性和糖代谢的稳定性中发挥作用；此外，被称为“生命元素”的锌，一旦缺乏就会造成葡萄糖耐受力显著下降，从而影响胰岛素的活性。因此，多食含有这些微量元素的食物对预防糖尿病有积极的作用。

参 考 文 献

董会永，2022. 微量元素干预对妊娠期糖尿病孕妇炎症反应、氧化应激反应的影响研究[J]. 数理医药学杂志，35（10）：1440-1442.

范灵，2022. 微量元素铬、铁对糖代谢的影响及机制研究[D]. 银川：宁夏医科大学.

马驰，2022. 补锌治疗对2型糖尿病患者糖脂代谢影响的Meta分析[D]. 长春：吉林大学.

潘清容，邓毛子，2019. 微量元素在糖尿病治疗方面的研究进展[J]. 湖北科技学院学报（医学版），33（2）：181-184.

1. 番石榴

同“多糖类”中“番石榴”。

2. 红花

本品为菊科植物红花的筒状花冠。主产于河南、湖北、四川、云南、浙江等地。

性味与归经　味辛，性温。归心、肝经。

功效与主治　活血化瘀，祛瘀止痛。主治痛经，经闭，产后血晕，瘀滞腹痛，胸痹心痛，血积，跌打瘀肿，关节疼痛，中风瘫痪，斑疹紫暗。

主要成分　红花含有红色、黄色的色素，苷类物质（如红花苷、前红花苷、新红花苷以及红花醌苷、红花黄色素A及红花黄色素B等）；还含多酚类成分（如咖啡酸、绿原酸、儿茶酚、焦性儿茶酚等）以及铬、锰、锌、钼等微量元素。含脂肪油称红花油。

降糖机制　红花富含铬、锌、锰等微量元素，对防治糖尿病有一定作用，主要是铬通过形成葡萄糖耐量因子或其他有机铬化合物，协助胰岛素发挥作用；锌可提高胰岛素蛋白的稳定性；锰可维持正常的糖代谢。

临床用法　内服：水煎服，临床常用剂量3～10g。

参 考 文 献

王佐梅，肖洪彬，李雪莹，等，2021. 中药红花的药理作用及临床应用研究进展[J]. 中华中医药杂志，36（11）：6608-6611.

杨金灿，张金梅，刘相良，等，2022. 红花黄色素治疗糖尿病周围神经病变疗效的Meta分析[J]. 中医临床研究，14（28）：145-148.

3. 芦根

本品为禾本科植物芦苇 *Phragmites communis* Trin.的新鲜或干燥根茎。主产于安徽安庆、蚌埠，江苏启东，浙江杭州等地。鲜用或晒干用。

性味与归经　味甘，性寒。归肺、胃经。

功效与主治　清热泻火，生津止渴，除烦，止呕，利尿。用于热病烦渴，胃热呕哕，肺热咳嗽，肺痈吐脓，热淋涩痛。

主要成分　芦根含薏苡素、蛋白质、脂肪、糖类、天冬酰胺等；芦苇含纤维素、木质素、木聚糖等，此外，还含维生素 B_1、维生素 B_2 和维生素 C 以及苜蓿素。多糖水解后产生 *D*-木糖、*L*-阿拉伯糖、*D*-葡萄糖、*D*-半乳糖和两种糖醛酸等。

降糖机制　动物实验表明，芦根乙醇提取物对糖尿病及其并发症发生的氧化应激有一定的改善作用。多种微量元素可间接参与葡萄糖的代谢以及调节胰岛素作用，对糖尿病伴微量元素代谢紊乱，有一定的干预作用。还可降低四氧嘧啶诱导的糖尿病小鼠血糖及 GSP 含量。

临床用法　内服：水煎服，干品 15～30g，鲜品加倍，或捣汁用。

参 考 文 献

崔珏，李超，钱川军，等，2012. 芦根多糖对糖尿病小鼠糖脂代谢调节作用的研究[J]. 农业机械，（16）：142-144.

宋佰慧，程云龙，辛禧瑞，等，2014. 芦根乙醇提取物对糖尿病小鼠肝糖原含量及糖原合成酶的影响[J]. 天津医药，42（1）：65-67.

郑志乾，姜京植，方学森，等，2017. 芦根对 STZ 诱导的糖尿病小鼠肾组织 MCP-1 与 TGF-β1 表达的影响[J]. 时珍国医国药，28（8）：1850-1852.

4. 南瓜

同“多糖类”中“南瓜”。

5. 牡蛎

本品为牡蛎科动物近江牡蛎、长牡蛎及大连湾牡蛎、密鳞牡蛎等的贝壳。全国沿海地区均有分布。

性味与归经　味咸，性微寒。归肝、胆、肾经。

功效与主治　平肝潜阳，软坚散结，收敛固涩。主治肝阳上亢，头晕目眩，瘰疬痰核，癥瘕积聚，滑脱诸证。

主要成分　含 80%～95%的碳酸钙、磷酸钙及硫酸钙，尚含少量镁、铁、硅酸盐、硫酸盐、磷酸盐和氯化物。煅烧后碳酸盐分解，产生氧化钙等，有机质则被破坏。

降糖机制　动物实验及临床观察表明：牡蛎中的活性成分如牛磺酸可提高胰岛 β 细胞对胰岛素的敏感性，微量元素锌能提高胰岛素原的转化率；可刺激胰岛素分泌，减轻胰腺负担，对降低血糖、尿糖，从而改善糖尿病临床症状发挥积极作用。

临床用法　内服：水煎服，临床常用剂量 9～30g，宜打碎先煎。

参 考 文 献

陆颖翀，2019. 牡杨水提物对糖尿病小鼠的降糖作用及其相关机制初步研究[D]. 南宁：广西医科大学.

徐静，2005. 牡蛎提取物的降血糖活性研究[D]. 济南：山东大学.
闫兴丽，张建军，曾凤英，2009. 三种牡蛎矿质元素的含量测定与分析[J]. 中国中医基础医学杂志，15（3）：218-218，223.

6. 牡蛎肉

本品为牡蛎科动物近江牡蛎、长牡蛎及大连湾牡蛎等的肉。全年均可采收，去壳及杂质，取肉洗净，鲜用或冷冻备用。

性味与归经　味甘，咸，性平。归心、肾经。

功效与主治　滋阴养血。用于烦热失眠，心神不安，丹毒。

主要成分　含有丰富的脂类物质、多糖、蛋白质、氨基酸、维生素和微量元素。

降糖机制　牡蛎提取物可以改善四氧嘧啶诱导的高血糖模型小鼠血清的血糖、胰岛素水平。牡蛎多糖可降低四氧嘧啶诱导的高血糖模型小鼠空腹血糖，改善其肠道菌群。牡蛎糖胺聚糖对 α-葡萄糖苷酶活性具有一定抑制作用。牡蛎肽和低聚壳聚糖混合组成的牡蛎复合物均具有较强的降血糖作用。

临床用法　内服：煮食，30～60g。外用：适量，捣敷。

参考文献

蔡水淋，陈晓婷，刘淑集，等，2020. 牡蛎肉的综合开发研究进展[J]. 渔业研究，（5）：527-532.
侯喜龙，2018. 牡蛎多糖降血糖作用及安全性研究[D]. 长春：吉林大学.
孔艳，禤日翔，戴梓茹，等，2019. 近江牡蛎糖胺聚糖降血糖及抗凝血活性研究[J]. 食品科技，44（10）：289-293.
罗艳，黄权新，蔡捷，2022. 牡蛎酶解产物的种类、生物活性及应用研究进展[J]. 中国食物与营养，28（11）：49-53.
章超桦，2022. 牡蛎营养特性及功能活性研究进展[J]. 大连海洋大学学报，37（5）：719-731.

7. 青钱柳茶

本品为以野生青钱柳初春嫩叶为单一原料，经过古茶与中药炮制工艺制成原叶茶形态的保健茶。

性味与归经　味甘，性平。归心、脾经。

功效与主治　化痰祛湿。主治：皮肤癣类疾病。

主要成分　青钱柳茶富含丰富的皂苷、黄酮、多糖等有机营养成分，同时含有大量的铁、锌、硒、铬、锗、镁、钙、钾、钙、镁、磷等元素。

降糖机制　青钱柳叶富含硒、钒、锌、铁等多种微量元素，可恢复病变胰岛 β 细胞的功能，增加外围组织胰岛素受体，此外，微量元素铬是葡萄糖耐量因子的有机成分之一，可协助胰岛素发挥降血糖作用，并能改善糖耐量。

临床用法　内服或泡茶。

参 考 文 献

陈曼雨，顾志良，2021. 青钱柳调节糖脂代谢活性成分及作用机制的研究进展[J]. 食品工业科技，42（11）：382-389.

贺海波，江伟杰，赵东晓，等，2021. 青钱柳不同溶剂提取物对高糖诱导大鼠胰岛细胞损伤的保护作用[J]. 中药药理与临床，37（3）：113-120.

贺海波，朱丽金，罗思旭，等，2021. 青钱柳功能性多糖的研究现状及展望[J]. 生物资源，43（2）：110-118.

聂小华，吴聪聪，林胜利，等，2022. 青钱柳中活性物质及其功能特性研究进展[J]. 浙江工业大学学报，21（2）：222-227.

秦帅，秦灵灵，吴丽丽，等，2020. 青钱柳对糖尿病小鼠肝脏糖脂代谢影响及机制研究[J]. 世界科学技术-中医药现代化，22（10）：3443-3449.

吴超群，张文华，罗化欢，等，2022. 青钱柳化学成分、药理作用及应用研究进展[J]. 山东化工，51（11）：65-67.

8. 石膏

本品为硫酸盐类矿物硬石膏族石膏。研细生用或煅用。全国各地均产，主产于甘肃、湖北、四川等地。

性味与归经　味辛、甘，性大寒。归肺、胃经。

功效与主治　清热泻火，除烦止渴，煅用敛疮生肌。用于温热病气分实热证，疮疡溃而不敛，湿疹，水火烫伤等。

主要成分　主要成分为含结晶水的硫酸钙（$CaSO_4 \cdot 2H_2O$）。其次含有铝、铁、锰、锌、铜等多种微量元素。

降糖机制　现代药理研究，石膏主要成分是二水硫酸钙，煎取液中主要含有硫酸钙，钙离子可参与胰岛素的分泌，体内钙缺乏，胰岛细胞内胰岛素的分泌量明显减少，两者呈正比关系，所以对糖尿病患者适当补钙，可促进胰岛素分泌。

临床用法　内服：生石膏，水煎服，临床常用剂量 15～30g，宜先煎；煅石膏适量外用，研末外敷。

参 考 文 献

李晨，胡少敏，2012. 石膏知母汤降糖的临床研究[J]. 医学理论与实践，25（7）：790-791.

朱铁虹，尹潍，高淑玮，2004. 钙通道拮抗剂对大鼠胰岛细胞胰岛素分泌的影响[J]. 中华内科杂志，43（1）：29-32.

Cheng S F. 2000. Pharmacological efect and internal metabolism of calciumion[J].Her Med，19（1）：63.

十一、维 生 素 类

作用机制　维生素 C 和维生素 E 具有抗氧化的功能，对维持糖尿病患者人体内氧化动态平衡起重要作用。维生素 C 对糖尿病大血管并发症防治也起到作用。维生素 D 缺乏者补充维生素 D 能有效改善胰岛素抵抗。此外，维生素 E 虽无降糖作用，但动物实验表明对糖尿病大鼠肾脏具有保护作用。因此多食含有维生素的食物对预防糖尿病并发症有一定作用。如山茱萸含有丰富的维生素 C。

参 考 文 献

邓远中，陈育文，2021. 维生素 C 对糖尿病合并胃溃疡患者的治疗效果及有效率分析[J]. 糖尿病新世界，24（23）：79-82.

郭科婷，于国泳，蔡雨孜，等，2022. 维生素 E 治疗糖尿病肾病临床研究的 Meta 分析[J]. 中国中西医结合肾病杂志，23（6）：492-498.

邹静雯，王宇茹，王云，等，2023. 维生素 D 改善胰岛素抵抗的研究进展[J]. 中国药业，32（3）：127-128.

1. 刺五加

本品为五加科落叶小灌木细柱五加和无梗五加干燥的根和根茎或茎。主产于湖北、湖南、河南、安徽、四川等地。以湖北所产之“南五加皮”品质最佳。

性味与归经　味辛、微苦，性温。归脾、心、肾经。

功效与主治　祛风湿，强筋骨，利尿。主治风湿痹痛，四肢拘挛，肝肾不足，腰膝酸软及小儿行迟，水肿，小便不利。

主要成分　细柱五加包括丁香苷、刺五加苷、棕榈酸、亚麻酸，以及维生素等；无梗五加包括无梗五加苷 A、无梗五加苷 B、无梗五加苷 C、无梗五加苷 D、无梗五加苷 E、无梗五加苷 K 等。植物甾醇如谷甾醇、豆甾醇、菜油甾醇等，此外，还含有脂肪酸、硬脂酸、棕榈酸、油酸甲酯等。

降糖机制　动物实验表明，五加皮浸膏中降糖成分为刺五加多糖、刺五加苷，可抵抗四氧嘧啶所致的大鼠血糖升高，具有实验性抗高血糖作用。

临床用法　内服：水煎服，临床常用剂量 4.5～9g。或入丸散剂。

参 考 文 献

隋春红，吴沚蒙，耿泽男，等，2021. 刺五加苷提取物调控 PI3K/AKT 信号通路对糖尿病小鼠糖代谢的作用及机制[J]. 中国兽医杂志，57（4）：85-92.

袁文彬，韦艳美，陈勇，等，2019. 基于网络药理学对刺五加总苷治疗 2 型糖尿病作用机制研究[J]. 药学学报，54（11）：1982-1989.

张海燕，熊莉华，2021. 刺五加多糖对糖尿病大鼠代谢功能的影响及作用机制[J]. 北华大学学报（自然科学版），22（3）：333-337.

2. 麦芽

本品为禾本科植物大麦的成熟果实经发芽干燥而得。全国各地均产。

性味与归经　味甘，性平。归脾、胃经。

功效与主治　消食健脾，回乳消胀。主治米面薯蓣食积证，断乳，乳房肿痛。

主要成分　麦芽主要含有淀粉酶、转化糖酶、糊精、麦芽糖、葡萄糖、B 族维生素、脂肪、磷脂等多种成分。

降糖机制　动物实验证实麦芽可溶性成分能降低家兔与正常人血糖。

临床用法　内服：水煎服，临床常用剂量 10～15g，大剂量 30～120g。

参考文献

宋兴兴，2018. 麦芽炭降糖作用及其机制研究[D]. 北京：北京中医药大学.

杨雪莹，2017. 不同发芽天数大麦芽可溶性糖类成分及降血糖活性研究[D]. 天津：天津科技大学.

杨延超，徐德平，2012. 大麦芽多糖的降血糖活性及结构解析[J]. 食品与生物技术学报，31（10）：1087-1092.

3. 山茱萸

同“萜类”中“山茱萸”。

4. 五加皮

本品为五加科落叶小灌木细柱五加和无梗五加干燥的根皮。主产于湖北、湖南、河南、安徽、四川等地。以湖北所产之“南五加皮”品质最佳。

性味与归经　味辛、苦，性温。归肝、肾经。

功效与主治　祛风湿，强筋骨，利尿。主治风湿痹痛，四肢拘挛，肝肾不足，腰膝酸软及小儿行迟，水肿，小便不利。

主要成分　细柱五加包括丁香苷、刺五加苷、棕榈酸、亚麻酸，以及维生素等；无梗五加包括无梗五加苷 A、无梗五加苷 B、无梗五加苷 C、无梗五加苷 D、无梗五加苷 E、无梗五加苷 K 等。植物甾醇如谷甾醇、豆甾醇、菜油甾醇等，此外，还含有脂肪酸、硬脂酸、棕榈酸、油酸甲酯等。

降糖机制　动物实验表明，五加皮浸膏中降糖成分，可拮抗四氧嘧啶所致的大鼠血糖升高，具有实验性抗高血糖作用。

临床用法　内服：水煎服，临床常用剂量 4.5～9g。或入丸散剂。

参考文献

杨建波，蔡伟，李明华，等，2020. 细柱五加的化学成分及药理活性研究概述[J]. 中国现代中药，22（4）：652-662.

张静岩，武智聪，成晓迅，等，2013. 细柱五加的研究进展[J]. 河北化工，36（2）：17-19.

Lu M X, Yang Y, Zou Q P, et al, 2018. Anti-diabetic effects of acankoreagenin from the leaves of *Acanthopanax gracilistylus* herb in RIN-m5F cells via suppression of NF-κB activation[J]. Molecules，23（4）：958.

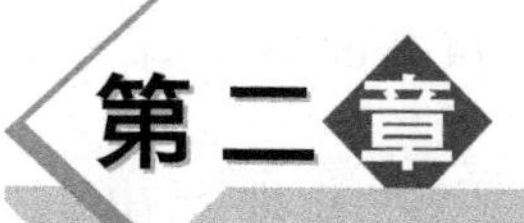

糖尿病治疗常用方剂

一、改善胰岛素抵抗

1. 白虎加人参汤

出处　《伤寒论》

药物组成　生石膏，知母，粳米，炙甘草，人参。

功效　清热止渴，益气生津。

方解　方中生石膏清热、滋养肺阴，人参大补元气、补脾益肺，知母泄肾火、清郁热，粳米生胃津、益胃气，炙甘草和胃养阴。

降糖机制　白虎加人参汤通过升高骨骼肌细胞葡萄糖转运蛋白 4 和肝细胞胰岛素受体蛋白的表达，改善 2 型糖尿病患者糖代谢及胰岛素抵抗，提高外周组织对胰岛素敏感性和机体对糖的利用率，降低空腹血糖和餐后血糖。

参考文献

陈昱彤，喻嵘，吴玉芩，等，2023. 白虎加人参汤对 MKR 糖尿病鼠肝脏 PI3K/Akt 信号通路的影响[J]. 中国实验方剂学杂志，29（5）：114-121.

赖洁梅，朱贱香，吴俊标，等，2014. 白虎加人参汤对 2 型糖尿病大鼠胰岛素抵抗的影响[J]. 中药新药与临床药理，25（6）：683-687.

2. 半夏泻心汤

出处　《伤寒论》

药物组成　半夏，黄连，黄芩，干姜，甘草，大枣，人参。

功效　调和寒热，消痞散结。

方解　方中半夏辛开散结，苦降止呕，以除痞满呕逆；辅干姜辛温散寒，黄芩、黄连苦寒泻热；佐以人参、大枣培补中气；使以甘草补益脾胃，又可调和药性。诸药配伍，寒热并施，辛苦并进，补泻共用，共达泻心消痞、补中扶正、调和寒热之功效。

降糖机制　半夏泻心汤可促进骨骼肌细胞葡萄糖转运蛋白 4 的表达，抑制糖原合成酶的活动，改善胰岛素抵抗，增加机体对糖的利用，增加肝中糖原含量，降低肝糖异生，增加肌肉组织对葡萄糖的利用，从而达到降低血糖的作用。

参考文献

邱桂兰，黄秀深，张丰华，等，2011. 半夏泻心汤对糖尿病大鼠糖原合成及 GLUT4 表达的影响[J]. 中国实验方剂学杂志，17（21）：207-209.

谈钰濛，2021. 半夏泻心汤治疗 2 型糖尿病寒热错杂证疗效观察及 GLP-1 相关机制探讨[D]. 北京：中国中医科学院.

王吉娥，刘童婷，黄秀深，等，2015. 半夏泻心汤对糖尿病胃轻瘫大鼠胰岛素抵抗中 GLUT4 和 GSK-3 表达的影响[J]. 中药药理与临床，31（4）：1-3.

王晶，汪晓敏，王晓平，等，2021. 半夏泻心汤对 2 型糖尿病（脾弱胃强证）患者血糖及胰岛 β 细胞功能的影响[J]. 成都中医药大学学报，44（1）：81-85.

杨玉玲，2016. 半夏泻心汤及其拆方对 2 型糖尿病模型大鼠胰岛素抵抗的作用机制研究[D]. 成都：成都中医药大学.

3. 大柴胡汤

出处 《伤寒论》

药物组成 柴胡，黄芩，大黄，枳实，半夏，白芍，大枣，生姜。

功效 和解少阳，清泻内热。

方解 方中重用柴胡为君药，配臣药黄芩和解清热，以除少阳之邪；轻用大黄配枳实以内泻阳明热结，行气消痞，亦为臣药。白芍柔肝缓急止痛，与大黄相配可治腹中实痛，与枳实相伍可以理气和血，以除心下满痛；半夏和胃降逆，配伍大量生姜，以治呕逆不止，共为佐药。大枣与生姜相配，能和营卫而行津液，并调和脾胃，功兼佐使。

降糖机制 大柴胡汤可以明显降低甘油三酯、胆固醇、低密度脂蛋白的含量，抑制脂肪的吸收，改善脂质代谢，恢复肝的作用，从而改善胰岛素抵抗。同时大柴胡汤可以升高血中胃动素的浓度，促进胃肠道平滑肌收缩，加强胃排空，从而起到控制血糖的目的。

参考文献

韩旭，倪青，2021. 糖尿病治疗中大柴胡汤新用[J]. 世界中医药，16（5）：738-741.

侯鹏，周琦，朱向东，2020. 大柴胡汤对 2 型糖尿病大鼠肝脏组织 IRS-1/PI3K/Akt 通路的影响[J]. 西北民族大学学报（自然科学版），41（3）：57-62.

秦中朋，江始源，2020. 基于脂质代谢异常机制探讨大柴胡汤治疗Ⅱ型糖尿病的研究进展[J]. 中国中医药现代远程教育，18（14）：156-159.

Hussain A，Yadav M K，Bose S，et al，2016. Daesiho-Tang is an effective herbal formulation in attenuation of obesity in mice through alteration of gene expression and modulation of intestinal microbiota[J]. PLoS One，11（11）：e0165483.

4. 二冬汤

出处 《医学心悟》

药物组成 天冬，麦冬，天花粉，黄芩，知母，人参，甘草。

功效 清热润燥，养阴生津。

方解 方中人参具有益气生津之功效；天冬、麦冬、天花粉可以养阴、生津、止渴；

黄芩和知母起到清热润燥的作用；甘草调和诸药。

降糖机制　二冬汤通过改善胰岛素抵抗，增加胰岛素敏感性，改善胰岛细胞功能，有效治疗糖尿病前期病变，从而提高餐后胰岛素水平，降低餐后血糖。

参考文献

胡成玉，张红霞，2013. 二冬汤对糖尿病前期胰岛素敏感性影响随机平行对照研究[J]. 实用中医内科杂志，27（9S）：14-15.

田锦鹰，马祖等，陈国姿，2013. 二冬汤对糖尿病前期胰岛素敏感性的影响[J]. 中国中医急症，22（3）：386-387.

5. 六味地黄丸

出处　《小儿药证直诀》

药物组成　熟地黄，山茱萸，山药，泽泻，牡丹皮，茯苓。

功效　滋阴补肾。

方解　方中以熟地黄大滋肾阴，壮水之主为君。山茱萸之色赤入心，味酸入肝；山药之色白入肺，味甘入脾共为臣药。君臣三味五脏兼入，不致偏倚，又能将诸脏之气，尽行纳入肾脏，以为统摄脏阴之主。以泽泻清膀胱，而后肾精不为相火所摇；以牡丹皮清血分中热，则主血之心，藏血之肝，俱不为火所烁。茯苓清气分之热，则饮食之精，由脾输肺以下降者，亦不为火所烁。三补三泻相总，则五脏之真阴得保，虚火不生。

降糖机制　现代药理研究表明，六味地黄丸通过增加脂肪组织中脂联素表达，增加脂肪组织胰岛素敏感性，调节血脂，改善高胰岛素血症，改善外周组织胰岛素抵抗，从而降低血糖。

参考文献

戴冰，吴沁璇，肖子曾，等，2016. 六味地黄汤及其水提醇溶部位对2型糖尿病模型大鼠脂肪组织中PI3K/Akt信号通路的影响[J]. 中成药，38（2）：428-430.

杜亚明，李祥华，张家均，2012. 六味地黄丸对2型糖尿病大鼠胰岛素抵抗的影响[J]. 中药药理与临床，28（6）：6-9.

黄红丽，王慧丰，胡艳玲，2021. 基于网络药理学和分子对接探讨六味地黄丸治疗糖尿病的作用机制[J]. 广西医科大学学报，38（3）：493-500.

6. 血府逐瘀汤

出处　《医林改错》

药物组成　桃仁，红花，当归，生地黄，牛膝，川芎，桔梗，赤芍，枳壳，甘草，柴胡。

功效　活血化瘀，行气止痛。

方解　方中桃仁破血行滞而润燥，红花活血祛瘀以止痛，共为君药。赤芍、川芎助君药活血祛瘀；牛膝活血通经，祛瘀止痛，引血下行，共为臣药。生地黄、当归养血益阴，清热活血；桔梗、枳壳，一升一降，宽胸行气；柴胡疏肝解郁，升达清阳，与桔梗、枳壳同用，尤善理气行滞，使气行则血行，以上均为佐药。桔梗并能载药上行，兼有使药之用；甘草调和诸药，亦为使药。合而用之，使血活瘀化气行，则诸症可愈。

降糖机制　血府逐瘀汤通过调节脂质代谢，从而降低外周游离脂肪酸的含量，增加脂联素的水平，使肝和骨骼肌对脂肪酸的利用增加，能够改善糖尿病胰岛素抵抗状态。

参考文献

张洪艳，张龙，孙永宁，2012. 血府逐瘀胶囊对 2 型糖尿病大鼠胰岛素抵抗影响的实验研究[J]. 上海中医药杂志，46（3）：69-72.

7. 玉泉丸

出处　《种福堂公选良方》

药物组成　葛根，天花粉，生地黄，麦冬，五味子，甘草。

功效　养阴生津，止渴除烦，益气和中。

方解　葛根鼓舞脾气升清，天花粉养阴生津，可明显改善口渴症状；生地黄、麦冬滋阴清热，兼顾肺、胃、肾阴；五味子敛肺滋肾，益气宁心；甘草调和诸药。

降糖机制　玉泉丸能通过降低甘油三酯、胆固醇、低密度脂蛋白等脂质代谢，进而增加 2 型糖尿病患者胰岛素敏感性，改善胰岛素抵抗的状态，从而降低血糖。

参考文献

雷艳，郭秀欢，李尹，等，2022. 玉泉丸化学成分和药理作用的研究进展及质量标志物的预测分析[J]. 中草药，53（9）：2929-2936.

彭聪，郑承红，2008. 玉泉丸对 2 型糖尿病患者胰岛素敏感性影响的临床研究[J]. 湖北中医杂志，30（3）：11-12.

王大庆，2017. 玉泉丸对 2 型糖尿病大鼠糖脂代谢的影响[J]. 中医药临床杂志，29（1）：88-90.

8. 小柴胡汤

出处　《伤寒论》

药物组成　柴胡，黄芩，半夏，人参，大枣，生姜，甘草。

功效　和解少阳。

方解　方中柴胡清扬升散，能够使郁滞之气得以宣发调畅；黄芩善泄少阳之热；半夏配生姜调理脾胃，有降胃气之功；人参（或党参）和大枣顾护中土，甘草助参、枣扶助正气，兼有调和诸药的作用。

降糖机制　小柴胡汤通过升高脂肪组织中葡萄糖转运蛋白 4 和过氧化物酶体增殖激活受体 γ 水平，促进游离脂肪的利用，增加外周组织对胰岛素的敏感性，改善胰岛素抵抗，从而起到控制血糖的目的。

参考文献

齐密霞，宁花兰，杨艳芳，等，2014. 小柴胡汤对 2 型糖尿病小鼠的作用研究[J]. 医药导报，33（4）：434-438.

许海燕，彭修娟，陈衍斌，等，2018. 基于网络药理学的“柴胡-黄芩”药对治疗糖尿病的“理法-方药-成分-靶标-活性”关联研究[J]. 药学学报，53（9）：1414-1421.

9. 逍遥散

出处 《太平惠民和剂局方》

药物组成 柴胡，当归，白芍，茯苓，白术，薄荷，生姜，甘草。

功效 疏肝解郁，养血健脾。

方解 当归、白芍养肝补血，助肝用，白芍能养阴缓急以柔肝，当归能活血以助柴胡疏肝郁；白术、茯苓、甘草健脾益气，生化营血；薄荷疏散透达肝经之郁滞；煨生姜降逆和中，辛散达郁；甘草调和药性。全方疏中寓养，气血兼顾，肝脾同调。

降糖机制 逍遥散通过显著上调胰岛素受体底物 1 和葡萄糖转运蛋白 4 的水平，提高骨骼肌对葡萄糖的转运和利用，增加机体对胰岛素敏感性，改善胰岛素抵抗，降低血糖。

参考文献

陈欢，2018. 慢性心理应激对 T2DM 大鼠胰岛 β 细胞的影响及逍遥散的干预机制[D]. 广州：广州中医药大学.

陈欢，张铭珈，倪慧，等，2018. 逍遥散对慢性应激 2 型糖尿病大鼠骨骼肌 IRS-1 及 GLUT4 表达的影响[J]. 中华中医药学刊，36（11）：2701-2705.

周珺，张黎，席红领，等，2017. 逍遥散加减对糖尿病合并抑郁症治疗作用的 Meta 分析[J]. 中医学报，32（10）：1878-1882.

10. 大黄黄连泻心汤

出处 《伤寒论》

药物组成 大黄，黄连。

功效 清热解毒。

方解 大黄苦寒沉降，泄热和胃，通腑开结；黄连苦寒，清泄心胃之火热。二味相合，苦寒泄热，使热去结开，痞满自除。

降糖机制 大黄黄连泻心汤通过调节 AMPK 信号通路改善外周组织骨骼肌葡萄糖转运蛋白 4 转位和表达，促进外周骨骼肌肉组织葡萄糖摄取和利用，提高机体对胰岛素敏感性，改善胰岛素抵抗的程度，降低血糖。

参考文献

郝建华，2020. 大黄黄连泻心汤对 2 型糖尿病大鼠骨骼肌中 AMPKα、PGC-1α、GLUT4 表达的影响[D]. 呼和浩特：内蒙古医科大学.

李小梅，包芸，高小明，2017. 大黄黄连泻心汤辅助西医综合疗法治疗火热证 2 型糖尿病的疗效及作用机制[J]. 中西医结合心血管病电子杂志，5（20）：104-106.

米佳，全世建，2017. 大黄黄连泻心汤改善 2 型糖尿病小鼠胰岛素抵抗及对骨骼肌 GLUT 4 蛋白表达的影响[J]. 成都中医药大学学报，40（3）：13-16.

11. 五苓散

出处 《伤寒论》

药物组成 茯苓，泽泻，猪苓，白术，桂枝。

功效 健脾利湿、化气利水。

方解 方中重用泽泻为君，利水渗湿。臣以茯苓、猪苓之淡渗，增强其利水渗湿之力。白术、茯苓相须，佐以白术健脾以运化水湿。又佐以桂枝温阳化气以助利水，解表散邪以祛表邪。

降糖机制 五苓散通过纠正糖脂代谢紊乱，降低糖毒性和脂毒性，增加机体对胰岛素敏感性，改善胰岛素抵抗，从而控制血糖。

参考文献

康佳，贺嫣然，郁晶怡，等，2022. 基于网络药理学和分子对接技术探讨五苓散治疗肥胖2型糖尿病的作用机制[J]. 中国药物评价，39（3）：232-240.
杨洋，王丹，杨楚枫，等，2015. 五苓散对高脂膳食诱导小鼠胰岛素抵抗的影响[J]. 中国中医药信息杂志，22（3）：73-76.

二、改善胃肠动力

1. 香砂六君子汤

出处 《医学正传》

药物组成 人参、黄芪、白术、半夏、陈皮、丹参、木香、砂仁。

功效 益气健脾，行气化痰。

方解 人参、黄芪等补脾胃之气；白术补益脾胃、消食助运；陈皮能调理中气；半夏燥湿健脾、降浊止呕、消痞散积；陈皮与半夏联用能够增强理气化痰的作用；丹参活血化瘀，养血缓中；木香调理中气，增强丹参活血化瘀的作用；砂仁理气和胃。

降糖机制 香砂六君子汤能够加快患者胃排空的进程，有效改善肠胃运动功能。现代药理学研究表明，白术能够调整患者的血糖水平，砂仁、木香则能够促进胃肠动力，半夏与陈皮则能够提升患者胃内的消化液的分泌功能，从而可以改善消化功能。

参考文献

傅克模，莫耘松，王永亮，2014. 香砂六君子汤对糖尿病胃轻瘫患者血清胃动素和胃泌素水平的影响及疗效观察[J]. 中国医药导报，11（3）：108-110.
郭剑平，邓犇，刘红生，2017. 香砂六君子汤治疗糖尿病性胃轻瘫48例[J]. 当代医学，23（6）：63-64.
贾楠，崔鹏. 2023. 香砂六君子汤论治糖尿病胃轻瘫探析[J]. 实用中医内科杂志，（7）：83-85.

2. 参苓白术散

出处 《太平惠民和剂局方》

药物组成　人参、白术、茯苓、甘草、山药、薏苡仁、白扁豆、莲子肉、砂仁、桔梗。

功效　益气健脾，渗湿止泻。

方解　方中人参、白术、茯苓、甘草、山药、薏苡仁、白扁豆、莲子肉为补脾之药；茯苓、山药、薏苡仁理脾兼渗湿；砂仁乃调气行滞之品也；参苓术草暖胃而又补中；桔梗苦辛入肺，能载诸药上浮又能通天气于地道，使气得升降，而益和。诸药合用，补其中气，渗其湿浊，行其气滞，恢复脾胃受纳与健运之职。

降糖机制　参苓白术散通过调节胃肠道肽类激素水平，减少胃泌素、血浆 P 物质的分泌，增加生长抑素的分泌，具有胃肠动力的双向调节作用及降低餐后血糖作用，能较好地消除糖尿病性胃肠病的各种症状。

参考文献

高平，涂杰辉，2020. 参苓白术散加减治疗肥胖型 2 型糖尿病脾虚湿困证的效果及对患者脂肪激素与胃肠激素的调节效果观察. 实用妇科内分泌电子杂志，(23)：164-165.
刘丽梅，2019. 参苓白术散加减治疗肥胖型 2 型糖尿病脾虚湿困证的效果及对患者脂肪激素与胃肠激素的调节作用分析[J]. 中医临床研究，11(2)：7-9.
覃琴，谢倩芸，何利黎，等，2021. 参苓白术散加减防治 2 型糖尿病用二甲双胍致胃肠道反应临床研究[J]. 实用中医药杂志，37(6)：913-916.

3. 玉女煎

出处　《景岳全书》

药物组成　生石膏，熟地黄，麦冬，知母，牛膝。

功效　滋阴降火。

方解　方中石膏辛甘大寒，清阳明有余之火而不伤阴，为君药；熟地黄甘而微温，滋肾水不足，为臣药，君臣相伍，清水壮火，虚实兼顾；知母苦寒质润、滋清兼备，麦冬微苦甘寒，二者助熟地黄滋养肾阴，为佐药；牛膝导热引血下行，且补肝肾，为佐使药。

降糖机制　玉女煎降低糖尿病大鼠血清胃泌素和血浆胃动素水平，改善其胃肠消化及胃肠功能，从而降低血糖、血脂，改善血液流变学指标。

参考文献

曹佳薇，宋利斌，邵国明，2011. 加味玉女煎对糖尿病胃肠功能紊乱大鼠血浆胃动素、血清胃泌素的实验研究[J]. 辽宁中医药大学学报，13(11)：242-244.
董广通，2021. 从胃排空功能探讨玉女煎及魔芋食品调节大鼠血糖的实验研究[D]. 北京：中国中医科学院.
张鸣，孙必强，2008. 玉女煎加减方对高血糖大鼠的实验研究[J]. 中国实验方剂学杂志，14(7)：54-56.

三、抑制醛糖还原酶

1. 杞菊地黄丸

出处　《麻疹全书》

药物组成　六味地黄丸加枸杞子、菊花。

功效　滋养肝肾。

方解　六味地黄丸滋补肝肾，加枸杞子、菊花增强滋补肾阴，益精明目之功。

降糖机制　杞菊地黄丸抑制醛糖还原酶激活性，改善高血糖状态，同时可以使视网膜内抗氧化酶 SOD 和 GSH-Px 活性降低，使 MDA 含量增高，提高抗氧化酶活性。

参考文献

刘国君，2012. 杞菊地黄丸对糖尿病视网膜病变的保护作用[J]. 河北中医药学报，27（1）：45-46.

2. 生脉散

出处　《医学启源》

药物组成　人参，麦冬，五味子。

功效　益气生津，敛阴止汗。

方解　人参、麦冬合用，则益气养阴之功益彰。五味子酸温，敛肺止汗，生津止渴，为佐药。三药合用，一补一润一敛，益气养阴，生津止渴，敛阴止汗，使气复津生，汗止阴存，气充脉复，故名“生脉”。

降糖机制　生脉散通过抑制胰岛细胞凋亡和坏死，保护胰岛细胞，促进胰岛 β 细胞增殖，改善胰岛细胞的凋亡与坏死，从而降低血糖。另外，生脉散能拮抗高糖和糖化终末产物诱导的肾小球系膜细胞的增殖，从而减缓糖尿病肾病的进程。

参考文献

陈立军，汪宁，2010. 生脉注射液对高糖和糖化终末产物诱导的肾小球系膜细胞增殖的影响[J]. 南京中医药大学学报，26（6）：445-446.
郑燕芳，施红，王晓宁，2007. 几种中药复方对胰岛细胞凋亡、坏死的影响[J]. 福建中医学院学报，17（4）：28-29.

四、促进胰岛素分泌

1. 乌梅丸

出处　《伤寒论》

药物组成　乌梅肉，黄连，黄柏，附子，干姜，桂枝，细辛，花椒，人参，当归。

功效　缓肝调中，清上温下。

方解　方中重用乌梅为君，具酸敛、生津之效。臣以甘味而补虚，人参益气以扶脾，当归补血而柔肝。同时，配以辛温之干姜、附子、花椒、细辛、桂枝温补肾阳，暖脾和中为佐使，而桂枝又可蒸化膀胱而强其气化功能。更佐黄连、黄柏味苦性寒以清其郁火。诸药合用，三阴并治，可使水暖、土和、木达，以成温脏、泄热、条肝、补肝之功。

降糖机制　乌梅丸对受损的胰岛 β 细胞有修复和再生作用，同时刺激胰岛 β 细胞的分泌，纠正糖、脂代谢紊乱，提高免疫力，乌梅丸在糖尿病的治疗中有很好的整体疗效，是各药物综合治疗的结果，充分体现了乌梅丸配伍的合理性。

参考文献

郭淑婷. 2018. 乌梅丸治疗 2 型糖尿病的机理研究进展[C]//中华中医药学会糖尿病分会全国中医药糖尿病大会（第十九次）资料汇编，合肥：92-93.
曾晓虹，2017. 乌梅丸加减治疗糖尿病及其并发症的研究近况[J]. 广西中医药大学学报，20（3）：62-64.
张小欢，胡建平，李瑛，2006. 乌梅丸治疗糖尿病的拆方研究[J]. 中国实验方剂学杂志，12（9）：41-44.

2. 桃核承气汤

出处　《伤寒论》

药物组成　桃仁，大黄，炙甘草，芒硝，桂枝，麦冬，生地黄，玄参，黄芪。

功效　活血化瘀，通下瘀热。

方解　桃仁苦甘平，活血破瘀；大黄苦寒，下瘀泻热。二者合用，瘀热并治，共为君药。芒硝咸苦寒，泻热软坚，助大黄下瘀泻热；桂枝辛甘温，通行血脉，既助桃仁活血祛瘀，又防硝、黄寒凉凝血之弊，共为臣药。桂枝与硝、黄同用，相反相成，桂枝得硝、黄则温通而不助热；硝、黄得桂枝则寒下又不凉遏。麦冬滋阴生精，生地黄与玄参滋阴清热，黄芪补中益气，炙甘草护胃安中，并缓诸药之峻烈，为佐使药。

降糖机制　促进胰岛 β 细胞分泌胰岛素，抑制胰腺及胰腺外组织分泌胰高血糖素，增加胰岛素分泌的同时增加糖尿病动物靶细胞上的胰岛素受体数目，使其对胰岛素敏感性增高，还具有促进肝糖原合成作用。

参考文献

李惠林，熊曼琪，邓尚平，等，1995. 加味桃核承气汤对实验性糖尿病大鼠胰岛素受体的影响[J]. 中国中西医结合杂志，15（S1）：338-340，408.
梁传思，2016. 加味桃核承气汤治疗Ⅱ型糖尿病的临床分析[J]. 世界最新医学信息文摘，（88）：118.
熊曼琪，梁柳文，林安钟，等，1992. 加味桃核承气汤治疗Ⅱ型糖尿病的临床和实验研究[J]. 中国中西医结合杂志，12（2）：74-75.

3. 参芪地黄汤

出处　《杂病源流犀烛》

药物组成　黄芪，党参，山萸肉，茯苓，山药，牡丹皮，熟地黄，泽泻。

功效　益气养阴、滋肾健脾。

方解　黄芪与党参共为君药，具有补气滋阴的作用；熟地黄滋阴补肾，填精益髓；山萸肉补养肝肾，并能涩精；山药补益脾阴，亦能固精，共为臣药。三者相配，滋补肝脾肾，泽泻利湿泄浊，并防熟地黄之滋腻恋邪，牡丹皮清泄相火，并制山萸肉之温涩；茯苓淡渗脾湿，并助山药之健运。诸药共奏滋补脾肾、益气养阴的作用。

降糖机制　参芪地黄汤方具有显著调节糖尿病大鼠糖脂代谢、改善胰腺组织形态结构、促进胰岛素分泌，改善胰岛β细胞功能障碍的作用。

参考文献

杨亚男，2022. 参芪地黄汤加减方改善糖尿病β细胞功能障碍机制探讨[D]. 北京：中国中医科学院.

五、减轻胰腺病理损害

1. 金匮肾气丸

出处　《金匮要略》

药物组成　地黄，山药，山茱萸，茯苓，牡丹皮，泽泻，肉桂，附子。

功效　温补肾阳，化气行水。

方解　方中附子温阳补火，肉桂温通阳气，二药合用，补肾阳之虚，助气化之复。重用地黄滋阴补肾生精，配伍山茱萸、山药补肝养脾。泽泻、茯苓利水渗湿，配肉桂又善温化痰饮。牡丹皮活血散瘀，伍肉桂则可调血分之滞。

降糖机制　研究发现，阴阳两虚证的糖尿病大鼠的淀粉酶活性和*α*-甘露糖苷酶活性呈下降趋势，并存在*N*-糖链缺陷。金匮肾气丸可通过升高*α*-甘露糖苷酶活性，改善缺陷的*N*-糖链，减轻胰腺病理损害，治疗非凋亡性的胰腺细胞坏死。君药之一肉桂可以增加2型糖尿病大鼠肝糖原、肌糖原储存量，从而提高外周组织对葡萄糖的利用，改善2型糖尿病大鼠的胰岛素抵抗，改善胰岛β细胞的作用，从而降低血糖。

参考文献

吴凌，2009. 糖尿病大鼠胰腺损害及补中益气丸、金匮肾气丸作用的糖病理学机制初步研究[D]. 广州：广州中医药大学.

徐洁，钟丽娟，2007. 肉桂对2型糖尿病大鼠肝糖原、肌糖原的影响[J]. 中国中医药科技，14（3）：171-172.

2. 补中益气汤

出处　《内外伤辨惑论》

药物组成　黄芪，人参，升麻，柴胡，陈皮，当归，白术，炙甘草。

功效　补中益气，升阳举陷。

方解　黄芪一来补中益气、升阳举陷，二来补肺固表，为君药。人参、白术、炙甘草同为臣药以补中，合黄芪健脾益气。配伍当归养血和营，配伍陈皮调理气机，恢复气机之升降，并理气和胃，二者共为佐药。柴胡、升麻轻清升散，升提下陷之中气，亦为佐药。炙甘草调和诸药，为使药。

降糖机制　补中益气汤可通过升高*α*-甘露糖苷酶活性改善缺陷的*N*-糖链作用，减轻胰腺病理损害，治疗非凋亡性的胰腺细胞坏死。同时补中益气汤能够通过增加胃肠道蠕动，促进胃排空，治疗糖尿病胃轻瘫。

参考文献

吴凌，2009. 糖尿病大鼠胰腺损害及补中益气丸、金匮肾气丸作用的糖病理学机制初步研究[D]. 广州：广州中医药大学.

杨倩，才艳茹，李鹏，等，2017. 补中益气颗粒对糖尿病胃肠功能紊乱大鼠胃窦 SCF 蛋白表达及 P 物质的影响[J]. 湖北中医杂志，39（8）：6-10.

3. 消渴方

出处　《丹溪心法》

药物组成　黄连，生地黄，天花粉，藕汁，牛乳。

功效　清热生津、滋阴补血。

方解　黄连可清泻心火，生地黄可滋生肾水，天花粉、藕汁可降火生津，人乳或牛乳可补血润燥。

降糖机制　消渴方可减轻 2 型糖尿病大鼠的胰岛素抵抗，通过调节 PI3K-Akt 信号转导通路的表达来发挥保护胰腺组织的作用，并可改善血液生化指标异常情况。

参考文献

刘永生，王金菊，2021. 消渴方对 2 型糖尿病大鼠胰腺 PI3K/Akt 信号通路的影响[J].中药材，(3)：697-700.

六、增加 GLP-1 含量

葛根芩连汤

出处　《伤寒论》

药物组成　葛根，黄芩，黄连，甘草。

功效　清热利湿、生津润燥、止泻止痢。

方解　方中重用葛根为君，甘辛而凉，主入阳明经，外解肌表之邪，内清阳明之热，又升发脾胃清阳而止泻升津，使表解里和。臣以黄芩、黄连苦寒清热，厚肠止利。甘草甘缓和中，调和诸药，为佐使药。

降糖机制　葛根芩连汤可通过增加血清中 GLP-1 的含量，促进胰岛素的合成与分泌，同时抑制胰岛 α 细胞分泌胰高血糖素，降低胰高血糖素水平，从而达到降低血糖的作用。

参考文献

陈俊，钱紫星，林晓，等，2021. 基于 GPR119 表达探讨葛根芩连汤调控 GLP-1 分泌的实验研究[J]. 时珍国医国药，32（2）：329-331.

冯彬彬，2021. 慢性胰腺炎继发糖尿病的临床分析及葛根芩连汤改善慢性胰腺炎内分泌功能的实验研究[D]. 天津：天津中医药大学.

武志黔，2014. 葛根芩连汤对 2 型糖尿病大鼠的表征作用及其与 GLP-1 相关的生物学基础[D]. 北京：北京中医药大学.

七、延缓肠道葡萄糖吸收（类似 α-葡萄糖苷酶抑制剂）

黄连丸

出处　《备急千金要方》

药物组成　黄连，生地黄。

功效　滋阴清热。

方解　方中黄连苦寒，具有泻火解毒之功；生地黄味甘、苦，性寒，能够养阴生津。二药相须配伍，具有养阴清热、生津止渴的功效。

降糖机制　黄连丸可改善糖脂代谢紊乱及胰岛素抵抗状态，黄连丸提取物可能抑制糖尿病大鼠小肠二糖酶活性，延缓肠道葡萄糖的重吸收，同时促进肝糖原合成从而降低血糖。

参 考 文 献

陈玉霜，2012. 黄连丸提取物对糖尿病大鼠肠道二糖酶活性的影响及其有效成分的含量测定[D]. 长沙：湖南师范大学.

高从容，张家庆，黄庆玲，1997. 黄连素增加胰岛素抵抗大鼠模型胰岛素敏感性的实验研究[J]. 中国中西医结合杂志，17（3）：162-164.

贺梦云，2016. 基于药代动力学研究黄连丸治疗 2 型糖尿病的配伍[D]. 长沙：湖南师范大学.

雷蕾，2019. 基于传统用法的千金黄连丸治疗 2 型糖尿病大鼠的药效评价与机制研究[D]. 武汉：中南民族大学.

八、抑制糖异生

1. 四逆散

出处　《伤寒论》

药物组成　柴胡，白芍，枳实，甘草。

功效　透邪解郁，疏肝理脾。

方解　柴胡入肝胆经，升发阳气，疏肝解郁，透邪外出，为君药。白芍敛阴养血柔肝为臣，与柴胡合用，以补养肝血，条达肝气，可使柴胡升散而无耗伤阴血之弊。佐以枳实理气解郁，泄热破结，与白芍相配，又能理气和血，使气血调和。使以甘草，调和诸药，益脾和中。

降糖机制　四逆散可能通过降低肝脏 11β-HSD1、GR 蛋白表达，增加胰岛素敏感性，改善胰岛素抵抗，尤其是降低胰岛素受体蛋白表达，会抑制糖异生，减少肝糖产生，降低血糖。

参 考 文 献

梁绍满，2016. 四逆散从肝论治糖尿病胰岛素抵抗的作用机制研究[D]. 南宁：广西中医药大学.

梁绍满，邓小敏，2016. 四逆散对 2 型糖尿病大鼠血糖、11βHSD1 及 GR 的影响[J]. 光明中医，31（19）：2799-2803.

2. 黄连解毒汤

出处　《肘后备急方》

药物组成　黄连，黄芩，黄柏，栀子。

功效　清热泻火解毒。

方解　黄连清泻心火，兼泻中焦之火，为君药；黄芩泻上焦之火，为臣药；黄柏泻下焦之火；栀子泻三焦之火，导热下行，引邪热从小便而出。

降糖机制　黄连解毒汤中的君臣药黄连和黄芩中含有的小檗碱能够抑制糖异生，提高胰岛素敏感性，通过促进胰岛细胞再生，有效发挥改善胰岛功能和降糖作用。

参考文献

李松，韩景辉，孟长海，2018. 黄连解毒汤联合复方丹参滴丸对初诊 2 型糖尿病患者胰岛 β 细胞功能及血清 CRP、ICAM-1 水平的影响[J]. 中医学报，33（4）：560-564.
邢渊，付小龙，辛孀，等，2017. 黄连解毒汤加减对 2 型糖尿病胰岛素抵抗患者的临床效果观察[J]. 甘肃医药，36（11）：941-942，968.

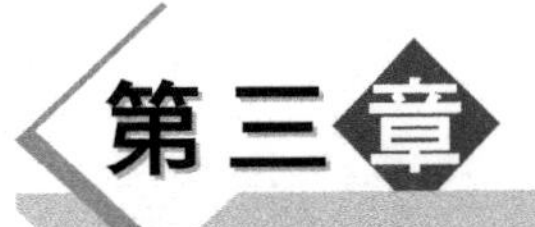

第三章 糖尿病治疗常用中成药

一、糖尿病常用中成药

1. 渴乐宁胶囊

准字号　国药准字 Z10930007

组成　黄芪，黄精，生地黄，太子参，天花粉。

功效　益气养阴，滋肾生津。

适应证　用于消渴病的脾瘅，消渴期。临床表现为疲乏无力，心悸气短，口渴汗多，多食易饥，血糖偏高者适用此药。

服用方法　每粒装 0.45g，口服，4 粒/次，3 次/日，3 个月为 1 个疗程。

不良反应　个别患者有轻度消化道症状，一般在用药过程中可自行消失。

注意事项　肝肾功能异常者忌用。

参 考 文 献

丛永壮，李爱群，1995. 渴乐宁胶囊[J]. 中国新药杂志，4（1）：32.

李香波，赵冬婧，薛长春，等，2016. 渴乐宁联合二甲双胍治疗 2 型糖尿病的临床观察[J]. 陕西中医，37（7）：874-875.

2. 消渴丸

准字号　国药准字 Z44020045

组成　葛根，地黄，黄芪，天花粉，玉米须，南五味子，山药，格列本脲。

功效　滋肾养阴，益气生津。

适应证　用于消渴病气阴两虚证，症见多饮、多尿、多食、消瘦、体倦乏力、睡眠差、腰痛；2 型糖尿病见上述证候者。

服用方法　口服。5～10 丸/次，2～3 次/日。饭前用温开水送服，或遵医嘱。

不良反应　文献报道主要为：①低血糖反应，其诱因为进餐延迟、剧烈体力活动，或药物剂量过大，以及合用一些可增加低血糖发生的药物（见注意事项）。发生低血糖反应后，进食、饮糖水通常均可缓解。在肝肾功能不全，年老、体弱者，若剂量偏大（对成年患者的一般剂量对年老、体弱者即可能过量），则可引起严重低血糖。②偶见药疹。③偶见轻度恶心、呕吐等消化道反应。④罕见脱发。

注意事项

（1）孕妇、哺乳期妇女不宜服用。

（2）1 型糖尿病患者，2 型糖尿病患者伴有酮症酸中毒、昏迷、严重烧伤、感染、严重外伤和重大手术者禁用。

（3）肝、肾功能不全者，对磺胺类药物过敏者，白细胞减少者禁用。

（4）本品含格列本脲，严格按处方药使用，并注意检测血糖。

（5）本品是中西复方制剂，鉴于尚无充分的临床研究数据证实本复方制剂可以减低或消除其中化学药品的不良反应或其他应当注意的事项，故此项下罗列与化学药品关联的相关内容，以提示医患在使用本品时予以关注：

1）本品服用量应根据病情从每次 5 丸起逐渐递增。每次服用量不超过 10 丸，每日不超过 30 丸；至疗效满意时，可逐渐减少每次服用量或减少服用次数至每日 2 次的维持剂量。每日服用 2 次时，应在早餐及午餐前各服用 1 次，晚餐前尽量不服用。请在医生指导下，进行剂量控制。

2）年龄超过 65 岁的糖尿病患者对低血糖耐受差，对此类糖尿病患者用药时应密切注意避免低血糖反应。其血糖控制标准略宽于一般人，空腹血糖＜7.8mmol/L（140mg/dl），餐后 2 小时血糖＜11.1mmol/L（200mg/dl）即可。

3）本品不宜与其他磺胺类药物合用。

（6）本品与下列药物合用，可增加低血糖的发生：

1）抑制磺脲类药物由尿中排泄的药物，如治疗痛风的丙磺舒、别嘌醇。

2）延迟磺脲类药物代谢的药物，如酒精、H_2受体阻断药（西咪替丁、雷尼替丁）、氯霉素、抗真菌药咪康唑、抗凝药。磺脲类与酒精同服可引起腹痛、恶心、呕吐、头痛以及面部潮红（尤以使用氯磺丙脲时），与香豆素类抗凝剂合用时，开始二者血浆浓度皆升高，以后二者血浆浓度皆减少，故应按情况调整两药的用量。

3）促使与血浆白蛋白结合的磺脲类药物分离出来的药物，如水杨酸盐、贝特类降血脂药。

4）药物本身具有致低血糖作用的药物：酒精、水杨酸类、胍乙啶、单胺氧化酶抑制剂、奎尼丁。

5）合用其他降血糖药物：胰岛素、二甲双胍、阿卡波糖、胰岛素增敏药。

6）β 肾上腺受体阻断药可干扰低血糖时机体的升血糖反应，阻碍肝糖酵解，同时又可掩盖低血糖的警觉症状。

（7）本品与下列药物合用，可增加高血糖的发生：①糖皮质激素、雌激素、噻嗪类利尿药、苯妥英钠、利福平；②β 肾上腺受体阻断药可拮抗磺脲类药物的促胰岛素分泌作用，故也可致高血糖。

（8）用药期间应定期检测血糖、尿糖、尿酮体、尿蛋白和肝肾功能、血象，并进行眼科检查。

（9）体质虚弱、高热、恶心和呕吐、肾上腺皮质功能减退或垂体前叶功能减退者慎用。

（10）出现低血糖症状时，可采用以下措施；①补充葡萄糖：轻者立即口服葡萄糖，如无葡萄糖，可予口服甜果汁，糖水；重者静脉注射葡萄糖。要观察到患者意识恢复。②胰升糖素治疗：胰升糖素皮下、肌内或静脉注射，由于其作用时间短，且会再次出现低血糖，因此在注射后仍要补充葡萄糖或进食，需继续观察以保证患者完全脱离危险期。

参考文献

韩茹，曾志航，陈光亮，2013. 消渴丸治疗2型糖尿病及低血糖反应研究概况[J]. 中成药，35(6)：1299-1303.
李可建，2009. 消渴丸治疗2型糖尿病随机对照试验系统评价[J]. 医药导报，28（2）：257-258.
王旭，陈军，周云庆，等，2015. 消渴丸治疗2型糖尿病患者105例临床疗效及安全性观察[J]. 世界中西医结合杂志，10（2）：223-225.
王雪平，高艳慧，2008. 消渴丸治疗气阴两虚证糖尿病临床疗效观察[J]. 中华中医药学刊，26(4)：857-858.

3. 参芪降糖胶囊

准字号　国药准字Z10970002

组成　人参茎叶总皂苷，五味子，山药，地黄，麦冬，黄芪，覆盆子，茯苓，天花粉，泽泻，枸杞子。

功效　益气滋阴补肾。

适应证　主治气阴不足之肾虚消渴，用于2型糖尿病。

服用方法　口服，3粒/次，3次/日；1个月为1个疗程，效果不显著或治疗前症状较重者，每次用量可达8粒，每日3次。

不良反应　尚不明确。

注意事项　有实热证者禁用，待实热证退后可以用。

参考文献

刘宝新，张义军，于卓男，2023. 参芪降糖胶囊联合二甲双胍治疗2型糖尿病气阴两虚肥胖患者的效果观察[J]. 中国冶金工业医学杂志，40（4）：483-484.
刘平，2023. 参芪降糖胶囊联合二甲双胍治疗2型糖尿病临床观察[J]. 中西医结合研究，15（2）：91-93，102.
余佩芳，汪洋鹏，2022. 参芪降糖胶囊联合盐酸二甲双胍治疗气阴两虚证2型糖尿病临床研究[J]. 新中医，54（14）：91-94.

4. 芪药消渴胶囊

准字号　国药准字Z20083065

组成　西洋参，黄芪，山药，生地黄，山茱萸，枸杞子，麦冬，知母，天花粉，五味子，五倍子，葛根。

功效　益气养阴，健脾补肾。

适应证　用于糖尿病气阴两虚证。用于非胰岛素依赖型糖尿病（属气阴不足、脾肾两虚证）的辅助治疗。临床表现为气短乏力、腰膝酸软、口干咽燥、小便数多；或自汗、手足心热、头眩耳鸣、肌肉消瘦、舌红少苔或舌淡体胖等。

服用方法　每粒装0.4g，6粒/次，3次/日，4周为1个疗程。

不良反应　尚不明确。

注意事项　尚不明确。

参考文献

范红霞，钟安桥，2015. 芪药消渴胶囊治疗初发 2 型糖尿病患者的疗效观察[J]. 陕西中医，36（11）：1475-1476.
倪青，姜山，肖月星，等，2013. 芪药消渴胶囊治疗早期糖尿病肾病多中心、随机、双盲、安慰剂对照临床观察[J]. 中华中医药杂志，28（8）：2479-2482.
肖洪彬，李冀，李笑然，1994. 芪药消渴胶囊降血糖机制的研究[J]. 中医药学报，22（1）：54-55.
张国跃，2017. 芪药消渴胶囊质量标准研究[J]. 中国药业，26（15）：23-26.

5. 天芪降糖胶囊

准字号　国药准字 Z20063799

组成　黄芪，天花粉，女贞子，石斛，人参，地骨皮，酒黄连，山茱萸，墨旱莲，五倍子。

功效　益气养阴，清热生津。

适应证　用于 2 型糖尿病气阴两虚证，临床表现为倦怠乏力，口渴喜饮，五心烦热，自汗，盗汗，气短懒言，心悸失眠。

服用方法　口服。5 粒/次，3 次/日，8 周为 1 个疗程，或遵医嘱。

不良反应　偶见胃脘不适。

注意事项　孕妇忌用，定期复查血糖。

参考文献

蔡寒青，葛焕琦，张秀娟，等，2003. 天芪降糖胶囊治疗 2 型糖尿病 60 例临床观察[J]. 吉林大学学报（医学版），29（5）：669-671.
连凤梅，李瑶，孙晓方，等，2011. 天芪降糖胶囊联合二甲双胍治疗 2 型糖尿病随机、双盲、平行对照、多中心临床研究[J]. 中国糖尿病杂志，19（8）：600-602.

6. 津力达颗粒

准字号　国药准字 Z20050845

组成　人参，黄精，苍术（炒），苦参，麦冬，地黄，制何首乌，山茱萸，茯苓，佩兰，黄连，知母，淫羊藿（炙），丹参，葛根，荔枝核，地骨皮。

功效　益气养阴，健脾运津。

适应证　用于 2 型糖尿病气阴两虚证，临床表现为口渴多饮，消谷易饥，尿多，形体渐瘦，倦怠乏力，自汗盗汗，五心烦热，便秘等。

服用方法　开水冲服。1 袋/次，3 次/日。8 周为 1 个疗程，或遵医嘱。对已经使用西药患者，可合并使用本药，并根据血糖情况，酌情调整西药用量。

不良反应　尚不明确。

注意事项　孕妇慎用；定期复查血糖。

参考文献

郭明皓，陆颖理，2013. 津力达颗粒联合二甲双胍治疗初发 2 型糖尿病患者的疗效分析[J]. 实用临床医药杂志，17（23）：35-38.
李井彬，王定坤，陆付耳，等，2013. 津力达颗粒治疗 2 型糖尿病的疗效与安全性评价[J]. 中国医院用药评价与分析，13（7）：591-594.
刘树林，朱章志，万晓刚，等，2016. 中西医结合治疗 2 型糖尿病气阴两虚证临床观察[J]. 中医学报，31（12）：1897-1899.
张国军，曹艳，刘怀凤，等，2015. 津力达颗粒联合胰岛素治疗妊娠期糖尿病疗效观察[J]. 河北中医，37（7）：1060-1063.
张喜芬，杨立波，孙利，等，2013. 津力达颗粒治疗 2 型糖尿病随机双盲临床研究[J]. 疑难病杂志，12（5）：351-353.

7. 玉泉丸

准字号　国药准字 Z51021085

组成　葛根，天花粉，地黄，五味子，麦冬，生甘草，人参，茯苓，乌梅，黄芪。

功效　养阴生津，止渴除烦，益气和中。

适应证　用于治疗因胰岛功能减退而引起的物质代谢、糖类代谢紊乱，血糖升高之糖尿病，肺胃肾阴亏损，热病后期。

服用方法　口服。6g/次，4 次/日；7 岁以上小儿 3g/次，3～7 岁幼儿 2g/次。

不良反应　曾有服用后偶见腹泻、腹胀、稀便的报道。

注意事项　孕妇忌用。①属阴阳两虚消渴者慎用。②本品性凉滋腻，脾胃虚弱、脘腹胀满、食少便溏者慎用。③服药期间忌食肥甘、辛辣之品，控制饮食，注意合理的饮食结构；忌烟酒。④服用本品偶见腹泻，停药后可缓解；偶见腹胀、稀便，无须停药，继续服用，症状消失。⑤避免长期精神紧张；适当进行体育活动。⑥对重症病例，应合用其他降糖药物治疗，以防病情加重。⑦在治疗过程中，尤其是与西药降糖药联合用药时，要及时监测血糖，避免低血糖反应发生。⑧注意早期防治各种并发症，如糖尿病脑病、糖尿病心病、糖尿病肾病等，以防止病情的恶化。

参考文献

高曌，骆天炯，叶晨玉，2015. 玉泉丸对气阴两虚型接受胰岛素治疗的糖尿病患者血糖波动的影响[J]. 中草药，46（15）：2275-2278.
李水花，吴农田，2012. 玉泉丸联合二甲双胍治疗 2 型糖尿病临床观察[J]. 辽宁中医药大学学报，14（12）：163-164.
王琰，金沈蓉，赵亚娟，等，2009. 玉泉丸治疗消渴气阴两虚证 136 例临床观察[J]. 长春中医药大学学报，25（4）：529-530.
朱宝利，2015. 玉泉丸配合西药治疗糖尿病疗效观察[J]. 陕西中医，36（4）：403-405.

8. 十味玉泉胶囊

准字号　国药准字 Z20020091

组成 地黄，茯苓，甘草，葛根，黄芪，麦冬，人参，天花粉，乌梅，五味子。

功效 益气养阴，清热生津。

适应证 用于气阴两虚之消渴病。临床表现为气短乏力，口渴喜饮，易饥，烦热。可作为2型糖尿病的辅助治疗药。

服用方法 每粒装0.5g，口服，4粒/次，4次/日。

注意事项 个别患者用药后出现胃部不适，恶心，停药后即可缓解。

参考文献

崔圣玮，吴传云，蒋廷，等，2017. 耳穴结合中药防治糖尿病前期的疗效观察[J]. 云南中医学院学报，40（2）：67-70.

李伟，李旭，2017. 十味玉泉胶囊联合拜糖平治疗气阴两虚型2型糖尿病的临床观察[J]. 辽宁中医杂志，44（6）：1207-1209.

9. 六味地黄丸

准字号 国药准字Z11021149

组成 熟地黄，山茱萸，牡丹皮，山药，茯苓，泽泻。

功效 滋阴补肾。

适应证 用于糖尿病肾阴亏损证，临床表现为头晕耳鸣，腰膝酸软，骨蒸潮热，盗汗遗精。有助于降低血糖、尿糖，改善症状。易使血糖控制在正常范围，病情稳定，并能预防并发症的发生。

服用方法 每丸重9g，口服。大蜜丸1丸/次，2次/日。

不良反应 尚不明确。

注意事项 ①忌不易消化食物。②感冒发热者不宜服用。③有高血压、心脏病、肝病、糖尿病、肾病等慢性病严重者应在医师指导下服用。④儿童、孕妇、哺乳期妇女应在医师指导下服用。⑤服药4周后症状无缓解，应去医院就诊。⑥本品过敏者禁用，过敏体质者慎用。⑦本品性状发生改变时禁止使用。⑧儿童必须在成人监护下使用。⑨请将本品放在儿童不能接触的地方。⑩如正在使用其他药品，使用本品前请咨询医师或药师。

参考文献

冯蕾，李兴波，2017. 六味地黄丸联合二甲双胍治疗2型糖尿病肾阴亏虚的疗效研究[J]. 药物评价研究，40（8）：1130-1133.

何珂，朱丽华，陆西宛，2016. 六味地黄丸联合二甲双胍片治疗 2 型糖尿病临床疗效观察[J]. 中成药，38（1）：50-52.

徐惠娟，戴加乐，杨金芬，等，2019. 六味地黄丸联合二甲双胍片治疗2型糖尿病疗效观察[J]. 中华中医药学刊，37（7）：1747-1750.

10. 牛黄清胃丸

准字号 国药准字Z11020212

组成　牛黄，大黄，菊花，麦冬，薄荷，石膏，栀子，玄参，番泻叶，黄芩，连翘，桔梗，黄柏，甘草，牵牛子（炒），枳实（沙烫），冰片。

功效　清胃泻火，润燥通便。

适应证　用于消渴病胃肠实热证，心胃火盛，临床表现为头晕目眩，口舌生疮，牙龈肿痛，乳蛾咽痛，便秘尿赤见上述症状者。

服用方法　每丸重 6g，口服，2 丸/次，2 次/日。

不良反应　尚不明确。

注意事项　孕妇忌服。服用前应去蜡皮、塑料球壳，可嚼服、分份吞服。

参 考 文 献

岳彩琴，王玉华，李长龄，等，2007. 牛黄清胃丸的主要药效学研究[J]. 中国中药杂志，32（10）：957-960.

11. 一清胶囊

准字号　国药准字 Z19991047

组成　大黄，黄芩，黄连。

功效　清热泻火解毒，化瘀凉血止血。

适应证　用于消渴病胃肠实热证、火毒血热所致的身热烦躁、目赤口疮、咽喉牙龈肿痛、大便秘结。

服用方法　每粒装 0.5g，口服，2 粒/次，3 次/日。

不良反应　偶见皮疹，恶心，腹泻，腹痛。

注意事项　①忌烟、酒及辛辣食物。②不宜在服药期间同时服用滋补性中药。③糖尿病患者及有高血压、心脏病、肝病、肾病等慢性病严重者应在医师指导下服用。④出现腹泻时可酌情减量，服药后大便次数每日 2～3 次者，应减量；每日 3 次以上者，应停用并向医师咨询。⑤儿童、孕妇、哺乳期妇女、年老体弱及脾虚便溏者应在医师指导下服用。⑥严格按用法用量服用，该药品不宜长期服用。⑦对该药品过敏者禁用，过敏体质者慎用。⑧该药品性状发生改变时禁止使用。⑨儿童必须在成人监护下使用，放在儿童不能接触的地方。⑩如正在使用其他药品，使用该药品前请咨询医师或药师。

参 考 文 献

丁红，阎博华，田理，等，2011. 一清胶囊治疗热毒证的多中心、随机、双盲、对照试验[J]. 辽宁中医杂志，38（8）：1486-1490.

12. 新清宁片

准字号　国药准字 Z10880025

组成　熟大黄。

功效　通腑泄热。

适应证　用于消渴病胃肠实热证。

服用方法　每片重0.31g，口服，3～5片/次，3次/日；用于便秘，临睡前服5片。

不良反应　尚不明确。

注意事项　①忌烟、酒及辛辣食物。②不宜在服药期间同时服用滋补性中药。③糖尿病患者及有高血压、心脏病、肝病、肾病等慢性病严重者应在医师指导下服用。④出现腹泻时可酌情减量，服药后大便次数每日2～3次者，应减量；每日3次以上者，应停用并向医师咨询。⑤儿童、孕妇、哺乳期妇女、年老体弱及脾虚便溏者应在医师指导下服用。⑥严格按用法用量服用，该药品不宜长期服用。⑦对该药品过敏者禁用，过敏体质者慎用。⑧该药品性状发生改变时禁止使用。⑨儿童必须在成人监护下使用，放在儿童不能接触的地方。⑩如正在使用其他药品，使用该药品前请咨询医师或药师。

参考文献

林裕华，李思莹，吴学敏，2021. 仝小林运用大黄、黄连、焦槟榔治疗2型糖尿病胃肠实热证经验[J]. 吉林中医药，41（11）：1435-1437.

刘伟，黄菲，陆而立，等，2022. 基于中医“清下法”探讨2型糖尿病早期的防治[J]. 江苏中医药，54（11）：47-49.

孙保忠，林桂玉，肖文义，等，1992. 中药大黄与西药的相互作用[J]. 中国中西医结合杂志，12（3）：178-179.

13. 知柏地黄丸

准字号　国药准字Z11020152

组成　知母，黄柏，熟地黄，山茱萸，牡丹皮，山药，茯苓，泽泻。辅料为蜂蜜，糊精，滑石粉。

功效　滋阴降火。

适应证　用于消渴病阴虚火旺证，临床表现为潮热盗汗，口干咽痛，耳鸣遗精，小便短赤。

服用方法　口服。8g/次，3次/日。

不良反应　尚不明确。

注意事项　①孕妇慎服。②虚寒性病证患者不适用，其表现为怕冷，手足凉，喜热饮。③不宜和感冒类药同时服用。④本品宜空腹或饭前服用，开水或淡盐水送服。⑤服药1周症状无改善，应去医院就诊。⑥按照用法用量服用，小儿应在医师指导下服用。⑦对本品过敏者禁用，过敏体质者慎用。⑧本品性状发生改变时禁止使用。⑨儿童必须在成人监护下使用，本品放在儿童不能接触的地方。⑩如正在使用其他药品，使用本品前请咨询医师或药师。

参考文献

龚敏，刘蔚，邹丽妍，等，2018. 知柏地黄丸对糖尿病前期阴虚燥热证人群干预的临床研究[J]. 中国中西医结合杂志，37（11）：1297-1300.

徐爱生，2014. 知柏地黄丸辅助治疗阴虚发热型糖尿病39例临床观察[J]. 中医药导报，20（9）：55-57.

14. 天麦消渴片

准字号　国药准字 Z20049007

组成　吡考啉酸铬，五味子，麦冬，天花粉。

功效　滋阴、清热、生津。

适应证　用于消渴病气阴两虚内热症，临床表现为口渴多饮，消谷善饥，形体消瘦，气短乏力，自汗盗汗及五心烦热。

服用方法　口服，第 1 周 2 片/次，2 次/日，以后 1～2 片/次，2 次/日。

不良反应　尚不明确。

注意事项　①小儿和重型糖尿病患者应在医生指导下使用。②药品性状发生改变时禁止服用。③请将此药放在儿童不能接触的地方。④如正在服用其他药品，使用本品前请咨询医师或药师。

参考文献

陈双双，王楚媛，孔令芳，等，2016. 天麦消渴片治疗 2 型糖尿病的临床效果及安全性观察[J]. 山东医药，56（12）：38-40.

梁凯，武传龙，张惠然，等，2014. 天麦消渴片联合二甲双胍对新诊断 2 型糖尿病患者的疗效及安全性[J]. 中华糖尿病杂志，6（9）：650-654.

邵聪，吕肖峰，肖新华，等，2012.天麦消渴片治疗中国新诊断 2 型糖尿病患者的疗效研究[J]. 中华医学杂志，92（22）：1522-1526.

杨东明，陆志芳，何华伟，等，2015. 天麦消渴片与二甲双胍缓释片联合门冬胰岛素 30 治疗新诊断老年 2 型糖尿病患者疗效观察[J]. 中国糖尿病杂志，23（4）：353-355.

15. 金芪降糖片

准字号　国药准字 Z10920027

组成　黄连，黄芪，金银花。

功效　清热益气。

适应证　用于消渴病气虚内热证，临床表现为口渴喜饮，易饥多食，气短乏力。轻、中度型非胰岛素依赖型糖尿病见上述证候者。

服用方法　饭前 30 分钟口服，7～10 片/次，3 次/日，2 个月为 1 个疗程，或遵医嘱。

不良反应　尚不明确。

注意事项　①属阴阳两虚消渴者慎用。②重度 2 型糖尿病患者不宜使用。③服药期间忌食肥甘、辛辣之品，控制饮食，注意合理的饮食结构；忌烟酒。④避免长期精神紧张；适当进行体育活动。⑤对重症病例，应合用其他降糖药物治疗，以防病情加重。⑥在治疗过程中，尤其是与西药降糖药联合用药时，要及时监测血糖，避免低血糖反应发生。⑦注意早期防治各种并发症，如糖尿病脑病、糖尿病心病、糖尿病肾病等，以防止病情恶化。

参考文献

李涛，2012. 金芪降糖片配合西药治疗气阴两虚证2型糖尿病疗效观察[J]. 陕西中医，33（4）：416-417.
梁晓春，郭赛珊，王香定，等，1993. 金芪降糖片治疗气阴两虚火旺型糖尿病临床及实验研究[J]. 中国中西医结合杂志，13（10）：587-590.

16. 金匮肾气丸

准字号　国药准字Z11020147

组成　地黄，山药，山茱萸，茯苓，牡丹皮，泽泻，桂枝，附子（炙），牛膝（去头），车前子。辅料为蜂蜜。

功效　温补肾阳，化气行水。

适应证　用于糖尿病阴阳两虚证，临床表现为肾虚水肿，腰膝酸软，小便不利，畏寒肢冷。

服用方法　每丸重6g，口服。1丸/次，2次/日。

不良反应　尚不明确。

注意事项　孕妇忌服。忌房欲、气恼。忌食生冷食物。

参考文献

陈莉娜，2012. 金匮肾气丸治疗2型糖尿病60例临床疗效观察[J]. 中国医药导报，9（3）：102-103.
刘得华，2004. 金匮肾气丸治疗阴阳两虚型2型糖尿病62例临床观察[J]. 新中医，36（7）：31-32.
杨晓明，2011. 金匮肾气丸治疗2型糖尿病120例[J]. 中国实验方剂学杂志，17（17）：261-263.
张信义，2011. 金匮肾气丸治疗2型糖尿病临床观察[J]. 中医学报，26（8）：982-983.

17. 振源胶囊

准字号　国药准字Z22026091

组成　人参果总皂苷。

功效　益气通脉，宁心安神，生津止渴。

适应证　本品用于消渴病气虚证，临床表现为胸痛胸闷，心悸不安，失眠健忘，口渴多饮，气短乏力；冠心病，心绞痛，心律失常，神经衰弱，2型糖尿病见上述证候者。

服用方法　每粒0.15g，口服，1～2粒/次，3次/日。

不良反应　尚不明确。

注意事项　忌与五灵脂、藜芦同用。

参考文献

陈志斌，叶庆红，唐锴，等，2012. 振源胶囊联合帕罗西汀治疗伴焦虑、抑郁2型糖尿病疗效观察[J]. 现代中西医结合杂志，21（27）：3011-3013.
吴夏棉，刘礼乐，黄启祥，2005. 黄连素加振源胶囊治疗老年2型糖尿病疗效观察[J]. 中国中医药信息杂志，12（7）：60-61.

18. 降糖丸（参精止渴丸）

准字号　国药准字 Z21020756

组成　红参，黄芪，黄精，茯苓，白术，葛根，五味子，黄连，大黄，甘草。

功效　益气养阴，生津止渴。

适应证　本品用于气阴两亏、内热津伤所致的消渴病，临床表现为少气乏力、口干多饮、易饥、形体消瘦；2 型糖尿病见上述证候者。

服用方法　口服，10g/次，2～3 次/日。

不良反应　尚不明确。

注意事项　尚不明确。

参考文献

冀天威，石岩，2012. 降糖丸治疗气阴两虚型并有糖调节受损的代谢综合征临床研究[J]. 中华中医药杂志，27（11）：3003-3005.

19. 参地益阴胶囊

准字号　国药准字 B20020724

组成　地黄，何首乌，黄精，葛根，西洋参，黄芪，苍术，桑白皮，荔枝核，川芎，牡丹皮，菟丝子，牡蛎。

功效　益气养阴。

适应证　本品用于气阴两亏所致的消渴病，临床表现为口干多饮、消谷易饥、倦怠乏力、小便量多、心悸失眠；2 型糖尿病见上述证候者。

服用方法　口服，4 粒/次，3 次/日。

不良反应　个别患者服药后，出现上腹部轻微不适或头部稍有闷胀，可自行消失。

注意事项　在医生指导下使用。

参考文献

张泽全，徐生旺，2008. 参地益阴胶囊治疗 2 型糖尿病疗效观察[J]. 世界中西医结合杂志，3（4）：219-220.

20. 丹蒌片

准字号　国药准字 Z20050244

组成　瓜蒌皮，薤白，葛根，川芎，丹参，赤芍，泽泻，黄芪，骨碎补，郁金。

功效　宽胸通阳，化痰散结，活血化瘀。

适应证　2 型糖尿病。用于痰瘀互结所致的胸痹心痛，症见胸闷胸痛，憋气，舌质紫暗，苔白腻；冠心病心绞痛见上述证候者。

服用方法　口服。5 片/次，3 次/日，饭后服用。

不良反应　尚不明确。

注意事项　孕服禁用；产妇及便溏泄泻患者慎用。

参考文献

王丽环，张会敏，董静莲，等，2016. 丹蒌片联合二甲双胍干预糖尿病前期的临床观察[J]. 世界中西医结合杂志，11（2）：224-226，230.
颜伟鹏，孙玉芹，2022. 利拉鲁肽联合丹蒌片对冠心病合并 2 型糖尿病患者的影响[J]. 北华大学学报（自然科学版），23（5）：630-633.

21. 降糖甲片

准字号　国药准字 Z11020266

组成　黄芪，黄精（酒炙），地黄，太子参，天花粉。

功效　补中益气，养阴生津。

适应证　2 型糖尿病。用于气阴两虚型消渴（非胰岛素依赖型糖尿病）。

服用方法　口服。6 片/次，3 次/日。

不良反应　尚不明确。

注意事项　尚不明确。

参考文献

赖晓阳，1999. 降糖甲片治疗Ⅱ型糖尿病 48 例疗效观察[J]. 江西中医药，（4）：50.

22. 降糖宁胶囊

准字号　国药准字 Z20080365

组成　人参，山药，生石膏，知母，黄芪，天花粉，茯苓，麦冬，生地黄，地骨皮，玉米须，山茱萸，甘草。

功效　益气，养阴，生津。

适应证　2 型糖尿病。用于气阴两虚型消渴。

服用方法　口服。4～6 粒/次，3 次/日。

不良反应　尚不明确。

注意事项　尚不明确。

参考文献

胡志希，熊继柏，2006. 降糖宁胶囊治疗 2 型糖尿病 70 例[J]. 中国中医药信息杂志，13（4）：50-51.
吴童，巩如伦，马伟，等，1997. 降糖宁胶囊治疗糖尿病 256 例临床观察[J]. 中医药学报，25（1）：6.

23. 麦芪降糖丸

准字号　国药准字 Z20025664

组成　党参，白茅根，地黄，麦冬，天花粉，牡丹皮，五味子，女贞子，黄芪。

功效　益气养阴，生津除烦。

适应证　2型糖尿病。用于消渴病气阴两虚证。

服用方法　口服。6g/次，4次/日。

不良反应　尚不明确。

注意事项　定期复查血糖。

参考文献

翟悦静，朱思宇，左学军，等，2016. 麦芪降糖丸联合胰岛素对妊娠期糖尿病患者相关指标的影响[J]. 中国药房，27（15）：2035-2036，2037.

24. 珍芪降糖胶囊

准字号　国药准字Z20040049

组成　珍珠，黄芪，黄精，黄芩，生地黄，天花粉，麦冬，石斛，蝉蜕，鸡内金，山药，沙苑子，青皮，葛根。

功效　益气养阴，清热生津。

适应证　2型糖尿病。用于气阴两虚，肺胃有热之消渴。

服用方法　口服。4粒/次，3次/日，饭后服用。

不良反应　尚不明确。

注意事项　①有严重心、肝、肾（包括糖尿病肾病等）并发症，或合并有其他严重疾病者慎用。②近1个月内有糖尿病酮症、酮症酸中毒以及感染者慎用。

参考文献

李亚丽，2022. 珍芪降糖胶囊联合格列美脲治疗老年2型糖尿病的疗效分析[J].实用中西医结合临床，22（6）：67-69.

林源，高海燕，郭亚菊，等，2017. 珍芪降糖胶囊联合西格列汀片治疗2型糖尿病[J]. 吉林中医药，37（6）：560-563.

25. 蒲参胶囊

准字号　国药准字Z20040074

组成　何首乌，蒲黄，丹参，赤芍，山楂，泽泻，党参。

功效　活血祛瘀，滋阴化浊。

适应证　2型糖尿病。用于高脂血症的血瘀证。症见头晕目眩、头部刺痛、胸部刺痛、胸闷憋气、心悸怔忡、肢体麻木；舌质紫暗或有瘀点，脉象细涩。

服用方法　口服。4粒/次，3次/日。

不良反应　少数患者服药后出现胃脘部不适，恶心，腹胀，腹泻，纳呆，口干等。

注意事项　尚不明确。

参考文献

张铭晖，刘春丽，2016. 蒲参胶囊对2型糖尿病合并血脂异常患者糖脂代谢及血管内皮细胞功能的影响[J].

现代中西医结合杂志，25（26）：2905-2908.
张玉，戴红双，马永文，2012. 蒲参胶囊对 2 型糖尿病伴血脂异常的疗效观察[J]. 中国中西医结合肾病杂志，13（10）：909-910.

26. 糖维胶囊

准字号 国药准字 Z20010173

组成 黄芪，西洋参，黄精，天花粉，葛根，黄连，丹参，格列本脲。

功效 益气养阴，化瘀清热。

适应证 2 型糖尿病。用于气阴两虚夹瘀所致消渴，症见倦怠乏力，自汗，口渴喜饮，心烦，溲赤，舌暗或有瘀斑，舌干少津，苔薄或花剥，脉细数。

服用方法 餐前 30 分钟口服。3～5 粒/次，3 次/日；或遵医嘱。

不良反应 偶有轻微胃肠道反应。

注意事项 用药期间请注意监测血糖，并根据血糖调整服用量。

参 考 文 献

白建乐，宫蕊，2017. 糖维胶囊对 2 型糖尿病患者脂质代谢血管内皮功能及微循环状态的影响[J]. 河北医学，23（11）：1888-1892.
苏秀海，吕树泉，于文霞，等，2017. 糖维胶囊联合二甲双胍治疗 2 型糖尿病胰岛素抵抗患者疗效分析[J]. 微循环学杂志，27（4）：56-59，67.

27. 消渴康颗粒

准字号 国药准字 Z20020045

组成 石膏，知母，生地黄，麦冬，天花粉，玉竹，玄参，牛膝，丹参，泽泻，党参，山茱萸，枇杷叶，南五味子。

功效 清热养阴，生津止渴。

适应证 2 型糖尿病。用于 2 型糖尿病阴虚热盛型，症见口渴喜饮，消谷易饥，小便频数，急躁易怒，怕热心烦，大便干结等。

服用方法 餐前温开水冲服。1 袋/次，3 次/日。20 天为 1 个疗程。

不良反应 尚不明确。

注意事项 定期复查血糖。

参 考 文 献

李军，苏凤全，张义军，2017. 二甲双胍联合消渴康颗粒治疗初发 2 型糖尿病临床疗效观察[J]. 中国妇幼健康研究，28（S2）：108.

28. 甘露消渴胶囊

准字号 国药准字 Z20055523

组成　熟地黄，地黄，枸杞子，地骨皮，山茱萸，玄参，人参，党参，黄芪，菟丝子，天花粉，当归，黄连，白术，桑螵蛸，天冬，麦冬，泽泻，茯苓。

功效　滋阴补肾，健脾生津。

适应证　2型糖尿病。用于非胰岛素依赖型糖尿病。

服用方法　口服。4～5粒/次，3次/日，或遵医嘱。

不良反应　尚不明确。

注意事项　尚不明确。

参考文献

邢曦月，张雯，张虹，2019. 通心络、甘露消渴胶囊联合西医常规治疗对冠心病合并糖尿病的疗效[J]. 实用临床医药杂志，23（12）：68-71.

29. 消渴安胶囊

准字号　国药准字 Z19991067

组成　地黄，知母，黄连，地骨皮，枸杞子，玉竹，人参，丹参。

功效　清热生津，益气养阴，活血化瘀。

适应证　糖尿病。用于消渴病阴虚燥热兼气虚血瘀证，症见口渴多饮，多食易饥，五心烦热，大便秘结，倦怠乏力，自汗者。

服用方法　口服。3粒/次，3次/日，或遵医嘱。

不良反应　尚不明确。

注意事项　孕妇慎服；注意定期复查血糖。

参考文献

付旭彦，刘永红，2002. 消渴安胶囊治疗消渴（2型糖尿病）的临床疗效观察[J]. 疑难病杂志，1（4）：215-216.

30. 玉蓝降糖胶囊

准字号　国药准字 Z20025122

组成　黄芩，桑叶，牛蒡子，蓝花参，半枝莲，假万寿竹根，青葙子。

功效　清热养阴，生津止渴。

适应证　2型糖尿病及并发症。用于阴虚内热所致的消渴病。

服用方法　口服。3～5粒/次，3次/日，饭前服用。

不良反应　尚不明确。

注意事项　忌食辛辣，酒类；注意定期复查血糖。

参考文献

张明，成立娟，任志学，等，2018. 玉蓝降糖胶囊联合二甲双胍治疗2型糖尿病的疗效观察[J]. 现代药物与临床，33（2）：342-345.

31. 杞药消渴口服液

准字号　国药准字 Z20043676

组成　原料：枸杞子，天花粉，生地黄，山药，山茱萸，人参，黄连，石膏，甘草。辅料：甜菊素，山梨酸。

功效　益气养阴，补益肝肾，清热除烦。

适应证　2 型糖尿病及并发症。用于气阴两虚证糖尿病的辅助治疗，可改善口渴多饮，消谷善饥，小便频多，气短乏力，腰膝酸软，心烦不寐等症状。

服用方法　口服。10 毫升/次，3 次/日。

不良反应　尚不明确。

注意事项　①忌辛辣、油腻食物，以及含糖饮料及酒类。②本品仅为糖尿病的辅助治疗药品，应在医生确诊后使用。第一次使用本品前应咨询医生，治疗期间应定期到医院检查。③有高血压、心脏病、肝病、肾病等慢性病严重者应在医师指导下服用。④儿童、孕妇、哺乳期妇女及年老体弱者应在医师指导下服用。⑤脾胃虚寒者慎用。⑥服药期间如出现其他不适应到医院就诊。⑦对本品过敏者禁用，过敏体质者慎用。⑧本品性状发生改变时禁止使用。⑨儿童必须在成人监护下使用。⑩如正在使用其他药品，使用本品前请咨询医师或药师。

参考文献

陈奕名，姜秋菊，孙彦国，等，2007. 杞药消渴口服液治疗 2 型糖尿病临床观察[J]. 中国社区医师（医学专业），23（14）：63.

32. 养阴降糖片

准字号　国药准字 Z33020044

组成　地黄，玄参，枸杞子，玉竹，葛根，知母，黄芪，党参，五味子，牡丹皮，虎杖，川芎。

功效　养阴益气，清热活血。

适应证　糖尿病。用于气阴两虚证糖尿病的治疗。

服用方法　口服。8 片/次，3 次/日。

不良反应　尚不明确。

注意事项　服药期间必须配合饮食调节。

参考文献

詹锐文，2004. 养阴降糖片联合二甲双胍治疗 2 型糖尿病 120 例疗效观察[J]. 河北中医，26（10）：748-749.
郑俊付，范玮，张玉双，等，2008. 养阴降糖片治疗气阴两虚型 2 型糖尿病 36 例疗效观察[J]. 河北中医药学报，23（4）：28-29.

33. 桑枝总生物碱片

准字号　国药准字 Z20200002

组成　桑枝总生物碱。

适应证　本品可配合饮食控制及运动，用于 2 型糖尿病。

服用方法　嚼碎后与第一口或前几口食物一起服用。起始剂量 1 片/次，3 次/日，4 周后递加至 2 片/次，3 次/日。疗程 24 周。

不良反应　参考说明书。

注意事项　服药期间必须配合饮食调节。

参考文献

申竹芳，2021. 桑枝总生物碱治疗糖尿病的研究进展[J]. 中国药理学与毒理学杂志，35（10）：725.

张明子，莫立乾，孙业红，等，2022. 桑枝总生物碱片对肥胖 PCOS 模型大鼠体质量及血脂的影响[J]. 今日药学，32（10）：736-738，800.

二、糖尿病主要并发症常用中成药

1. 百令胶囊

准字号　国药准字 Z10910036

组成　发酵冬虫夏草菌粉（C_S-C-Q80 中华被毛孢经液体深层发酵所得菌丝体的干燥粉末）。

功效　补肺肾，益精气。

适应证　糖尿病肾病。用于肺肾两虚引起的咳嗽，气喘，咯血，腰背酸痛；慢性支气管炎、慢性肾功能不全的辅助治疗。

服用方法　口服。5～15 粒/次，3 次/日。慢性肾功能不全：10 粒/次，3 次/日；8 周为 1 个疗程。

不良反应　个别患者出现咽部不适。

注意事项　忌辛辣、生冷、油腻食物。

参考文献

单娟萍，王时敏，何剑零，2011. 谷胱甘肽联合百令胶囊治疗早期糖尿病肾病的临床观察[J]. 中国中西医结合肾病杂志，12（1）：66-67.

王永军，张云，石良静，等，2022. 百令胶囊联合前列地尔对糖尿病肾病患者炎症因子及肝肾功能的影响[J]. 西部中医药，35（6）：115-117.

张小如，邹毓媚，吴凌慧，等，2005. 百令胶囊和凯时联用治疗早期糖尿病肾病疗效观察[J]. 中国中西医结合肾病杂志，6（11）：668-669.

左建娇，王津，魏萱，等，2022. 雷公藤多苷片联合百令胶囊治疗Ⅳ期糖尿病肾病的临床效果[J]. 解放军医药杂志，34（6）：131-134.

2. 金水宝胶囊

准字号　国药准字 Z10890003

组成　发酵虫草菌粉（Cs-4）。

功效　补益肺肾，秘精益气。

适应证　糖尿病肾病。用于肺肾两虚，精气不足，久咳虚喘，神疲乏力，不寐健忘，腰膝痠软，月经不调，阳痿早泄；慢性支气管炎，慢性肾功能不全、高脂血症、肝硬化见上述证候者。

服用方法　口服。3 粒/次，3 次/日；用于慢性肾功能不全者，6 粒/次，3 次/日；或遵医嘱。

不良反应　尚不明确。

注意事项　尚不明确。

参 考 文 献

慕海涛，2022. 金水宝胶囊联合复方 α-酮酸片对糖尿病肾病患者内皮功能及肾动脉血流的影响[J]. 实用中西医结合临床，22（7）：27-30.

王化鹏，王钰，2007. 复方丹参滴丸联用金水宝胶囊治疗 2 型糖尿病肾病早期的临床观察[J]. 天津中医药，24（4）：294-295.

吴慧杰，王杨，胡凤琪，等，2019. 金水宝胶囊联合厄贝沙坦对糖尿病肾病患者的临床疗效[J]. 中成药，41（1）：75-78.

徐立娜，2023. 金水宝胶囊联合厄贝沙坦治疗糖尿病肾病临床观察[J]. 中国中医药现代远程教育，21（3）：129-131.

于洪娟，2022. 金水宝胶囊联合坎地沙坦酯片在早期糖尿病肾病治疗中的应用效果[J]. 中国现代医生，60（5）：34-37.

3. 黄葵胶囊

准字号　国药准字 Z19990040

组成　黄蜀葵花。

功效　清利湿热，解毒消肿。

适应证　糖尿病肾病。用于慢性肾炎之湿热证，临床表现为水肿、腰痛、蛋白尿、血尿、舌苔黄腻等。

服用方法　口服，5 粒/次，3 次/日；8 周为 1 个疗程。

不良反应　个别患者用药后出现上腹部胀满不适。

注意事项　孕妇忌服。本品宜饭后服用。

参 考 文 献

戴璇，袁连方，李月红，2017. 黄葵胶囊联合缬沙坦治疗早期糖尿病肾病的临床疗效及安全性观察[J]. 天津中医药，34（3）：163-164.

徐贵华，袁利，陈永华，等，2018. 黄葵胶囊对糖尿病肾病氧化应激水平及内皮功能的影响[J]. 中国中西医结合肾病杂志，19（2）：137-139.
张连云，和青松，郭明好，等，2010. 黄葵胶囊联合雷公藤多甙片治疗糖尿病肾病的临床疗效观察[J]. 现代中西医结合杂志，19（2）：142-143，155.

4. 肾康宁胶囊

准字号　国药准字 Z20090221

组成　黄芪，丹参，茯苓，泽泻，益母草，淡附片，锁阳，山药。

功效　温补脾肾，渗湿活血。

适应证　糖尿病肾病。用于脾肾阳虚、血瘀湿阻所致的水肿，临床表现为浮肿、乏力、腰膝冷痛。

服用方法　口服，5 粒/次，3 次/日。

不良反应　尚不明确。

注意事项　尚不明确。

参考文献

陈司汉，柳尧，曾炎，等，2017. 肾康宁胶囊对显性糖尿病肾病脾肾气虚证病情进展的延缓作用[J]. 中国实验方剂学杂志，23（10）：183-188.

5. 绞股蓝总苷片

准字号　国药准字 Z10970130

组成　绞股蓝总苷。

功效　养心健脾，益气和血，除痰化瘀。

适应证　糖尿病肾病伴见高脂血症。或症见有心悸气短、胸闷肢麻、眩晕头痛、健忘耳鸣、自汗乏力或脘腹胀满等心脾气虚，痰阻血瘀者。

服用方法　口服，1～2 片/次，3 次/日；或遵医嘱。

不良反应　尚不明确。

注意事项　①伴有其他严重的慢性病，或在治疗期间又患有其他疾病，应去医院就诊，在医师指导下服药。②服药后症状无改善，应去医院就诊。③按照用法用量服用，长期服用，应向医师咨询。④对本品过敏者禁用，过敏体质者慎用。⑤儿童必须在成人监护下使用。⑥药品性状发生改变时禁止服用。⑦如正在服用其他药品，使用本品前请咨询医师或药师。

参考文献

张永，张建鄂，吴平勇，等，2007. 绞股蓝总苷治疗早期糖尿病肾病的临床研究[J]. 医药导报，26（11）：1291-1294.

6. 黄芪颗粒

准字号　国药准字 Z20003380

组成　黄芪。

功效　补气固表。

适应证　糖尿病肾病。用于糖尿病肾病气短心悸，虚脱，自汗，体虚浮肿见上述证候者。

服用方法　开水冲服。1袋/次，2次/日。

不良反应　尚不明确。

注意事项　尚不明确。

参考文献

向苡君，2016. 缬沙坦联合黄芪颗粒治疗早期糖尿病肾病的临床观察[J]. 世界中西医结合杂志，11（10）：1444-1446.

7. 桂附地黄丸

准字号　国药准字Z34020135

组成　肉桂，附子（制），熟地黄，山茱萸（制），牡丹皮，山药，茯苓，泽泻。

功效　温补肾阳。

适应证　糖尿病肾病。用于糖尿病肾病腰膝酸软，肢冷尿频者。

服用方法　口服。8丸/次，3次/日。

不良反应　尚不明确。

注意事项　①本药不宜同时服用赤石脂或其制剂。②本药中有肉桂属温热药，不适用于具有口干舌燥，烦躁气急，便干尿黄症状的糖尿病患者，以及慢性肾炎、高血压、心脏病的患者。③按照用法用量服用，小儿及年老体虚者应在医师指导下服用。药品宜饭前服或进食同时服。④用药2周后症状无改善，或出现食欲不振，头痛，胃脘不适等症状时，应去医院就诊。⑤本品过敏者禁用，过敏体质者慎用。⑥本品性状发生改变时禁止使用。⑦儿童必须在成人监护下使用。⑧如正在使用其他药品，使用本品前请咨询医师或药师。

参考文献

杨超茅，杨志新，程雯，2022. 桂附地黄丸联合氯沙坦钾治疗阳虚血瘀型Ⅲ期糖尿病肾病患者的临床效果观察[J]. 世界临床药物，43（3）：264-270.

8. 昆仙胶囊

准字号　国药准字Z20060267

组成　昆明山海棠，淫羊藿，枸杞子，菟丝子。

功效　补肾通络，祛风除湿。

适应证　糖尿病肾病。用于糖尿病肾病风湿痹阻兼肾虚证。临床表现见关节肿胀疼痛，屈伸不利，晨僵，关节压痛，关节喜暖畏寒，腰膝酸软，舌质淡，苔白，脉沉细。

服用方法　口服。2粒/次，3次/日，饭后服用，一般12周为1个疗程。

不良反应　①少数患者服药后出现恶心，胃部不适、纳差、胀痛、胃痛、便秘、皮疹、色素沉着、口干。②服用本品偶见个别患者出现肝功能轻度异常、白细胞减少。患者应减量服药或停药，并遵医嘱处理。③本品可能引起少数女性患者出现月经紊乱（月经延迟、闭经），男子精子减少。

注意事项　①服药期间禁饮烈酒。②心功能不全者慎用。③为观察本品可能出现的不良反应，服药过程中，定期随诊、检查，复查血常规、尿常规、心电图和肝肾功能。④临床试验疗程为12周，目前没有超过临床试验疗程的安全性和有效性资料。

参考文献

涂晓，杨梦蝶，李亚妤，等，2021. 昆仙胶囊与雷公藤多苷片治疗慢性肾脏病的疗效及安全性比较[J]. 浙江中医药大学学报，45（6）：582-587，602.

王慧敏，吴毅伟，陈祉娴，2020. 昆仙胶囊联合缬沙坦治疗糖尿病肾病Ⅳ期蛋白尿的临床效果[J]. 中国医药导报，17（16）：156-159.

9. 肾炎康复片

准字号　国药准字 Z10940034

组成　西洋参，人参，地黄，盐杜仲，山药，白花蛇舌草，黑豆，土茯苓，益母草，丹参，泽泻，白茅根，桔梗。

功效　益气养阴，健脾补肾，清解余毒。

适应证　糖尿病肾病。用于气阴两虚，脾肾不足，水湿内停所致的水肿，症见神疲乏力，腰膝酸软，面目、四肢浮肿，头晕耳鸣；慢性肾炎、蛋白尿、血尿见上述证候者。

服用方法　口服。5片/次，3次/日，小儿酌减或遵医嘱。

不良反应　监测数据显示，本品罕见皮疹、腹泻的不良反应。

注意事项　①孕妇禁服。②急性肾炎水肿不宜。

参考文献

曹小会，贾丽艳，胡艳云，2020. 利拉鲁肽联合肾炎康复片治疗2型糖尿病肾病的效果观察[J]. 海南医学院学报，26（1）：59-62.

邓跃毅，陈以平，唐红，等，2005. 肾炎康复片治疗糖尿病肾病的疗效观察[J]. 中国中西医结合肾病杂志，6（3）：151-153.

杜梅仙，舒方，张必椴，2007.肾炎康复片对 2 型糖尿病肾病的疗效观察[J]. 中国中西医结合肾病杂志，8（10）：606-607.

沈淑琼，李娟，许树根，等，2011. 肾炎康复片联合厄贝沙坦治疗糖尿病肾病的临床研究[J]. 中国中西医结合肾病杂志，12（9）：817-818.

10. 尿毒清颗粒

准字号　国药准字 Z20073256

组成　大黄，黄芪，桑白皮，苦参，白术，茯苓，白芍，制何首乌，丹参，车前草等。

功效　通腑降浊、健脾利湿、活血化瘀。

适应证　糖尿病肾病。用于慢性肾衰竭氮质血症期和尿毒症早期，中医辨证属脾虚湿浊证和脾虚血瘀证者。

服用方法　温开水冲服。每日 4 次，6、12、18 时各服 1 袋，22 时服 2 袋，每日最大服用量 8 袋；也可另定服药时间，但两次服药间隔勿超过 8 小时。

不良反应　个别患者用药后出现腹泻、恶心、呕吐、腹痛、腹胀、皮疹、瘙痒、头痛、头晕等。

注意事项　①应在医生指导下按主治证候用药，按时按量服用。②按肾衰竭程度，采用相应的肾衰竭饮食，忌豆类食品。③服药后大便呈半糊状为正常现象，如呈水样需减量使用，若减量后仍出现持续性水样便应停药，及时就医。④长期服药患者应关注肝功能指标。⑤本品可与对肾功能无损害的抗生素及降压、利尿、抗酸、降尿酸药并用。⑥忌与氧化淀粉等化学吸附剂合用。⑦儿童需在医师指导下用药。

参考文献

贾晓梅，胡志娟，董春霞，等，2010. 尿毒清颗粒在糖尿病肾病中抗氧化应激作用的观察[J]. 山东医药，50（17）：56-57.

赖卫国，周青美，李韶今，2011. 尿毒清颗粒治疗糖尿病肾病疗效观察[J]. 中国中西医结合肾病杂志，12（5）：449.

刘孝琴，张振宇，关悦，2012. 厄贝沙坦联合尿毒清颗粒治疗早期糖尿病肾病的疗效[J]. 实用医学杂志，28（9）：1567-1568.

11. 苁蓉益肾颗粒

准字号　国药准字 Z20030099

组成　五味子（酒制），肉苁蓉（酒制），菟丝子（酒炒），茯苓，车前子（盐制），巴戟天（制）。

功效　补肾填精。

适应证　糖尿病肾病。用于糖尿病肾病肾气不足，腰膝酸软，记忆减退，头晕耳鸣，四肢无力者。

服用方法　口服。1 袋/次，2 次/日。

不良反应　尚不明确。

注意事项　尚不明确。

参考文献

范佳莹，龚文波，陈霞波，2019. 苁蓉益肾颗粒辅助治疗早期糖尿病肾病的疗效及其对代谢的影响[J]. 中国临床药学杂志，28（5）：321-325.

林苗，吴志平，陈仲汉，2019. 苁蓉益肾颗粒对老年 2 型糖尿病肾病患者肾功能、炎症因子及微循环指标的影响[J]. 中药材，42（6）：1425-1429.

王俊，赵玮，孔伟，2017. 苁蓉益肾颗粒辅助治疗早期糖尿病肾病患者的效果及对血清炎症因子的影响[J]. 中药材，40（1）：223-225.

12. 肾衰宁胶囊

准字号　国药准字 Z53021547

组成　太子参，黄连，法半夏，陈皮，茯苓，大黄，丹参，牛膝，红花，甘草。

功效　益气健脾，活血化瘀，通腑泄浊。

适应证　糖尿病肾病。用于脾胃气虚、浊瘀内阻、升降失调所致的面色萎黄、腰痛倦怠、恶心呕吐、食欲不振、小便不利、大便黏滞；慢性肾功能不全见上述证候者。

服用方法　口服。4～6 粒/次，3～4 次/日，小儿酌减。

不良反应　恶心、呕吐、腹痛、腹泻、腹胀、大便次数增加、皮疹、瘙痒等。

注意事项　①服药后大便次数超过 4 次者需减量服用，并咨询医生或药师。②小儿必须在成人监护下服用或遵医嘱。③以下情况患者慎用：脾胃虚寒、服药前大便次数超过 4 次、高钾血症、哺乳期及月经期妇女。④因为处方中含法半夏，根据中医十九畏、十八反，慎与乌头碱类药物合用或遵医嘱。⑤不建议与其他含大黄制剂同用。⑥药品保存时应避免高温、阳光直射。

参 考 文 献

蔡旭东，伍云洲，2016. 肾衰宁胶囊对糖尿病肾病慢性肾衰竭微炎症状态的影响[J]. 中国中西医结合肾病杂志，17（11）：1004-1005.

卢盛贞，温玉玮，2009. 肾衰宁胶囊治疗糖尿病肾功能不全疗效观察[J]. 中国医药导报，6（13）：216-217.

13. 肾安胶囊

准字号　国药准字 Z20025529

组成　石椒草，肾茶，黄柏，白茅根，茯苓，白术，金银花，黄芪，泽泻，淡竹叶，灯心草，甘草。

功效　清热解毒，利尿通淋。

适应证　糖尿病肾病。用于湿热蕴结所致淋证，症见：小便不利，淋沥涩痛，下尿路感染见上述证候者。

服用方法　口服。1～2 粒/次，3 次/日，饭前服用。

不良反应　尚不明确。

注意事项　孕妇慎用。

参 考 文 献

石晓欣，昌菁，王瑞良，2019. 肾安胶囊合并瑞舒伐他汀钙片对老年早期糖尿病肾病干预研究[J]. 辽宁中医药大学学报，21（12）：202-205.

14. 肾元胶囊

准字号　国药准字 Z20025816

组成　瓜子金，水蛭，益母草。

功效　活血化瘀，利水消肿。

适应证　糖尿病肾病。用于水肿属于瘀血内阻，水湿阻滞证者，以及慢性肾炎所引起的水肿、腰痛、蛋白尿、头昏、乏力等。

服用方法　口服。4～5 粒/次，3 次/日。

不良反应　尚不明确。

注意事项　尚不明确。

参考文献

董安民，金玉龙，焦树平，2007. 肾元胶囊对早期糖尿病肾病治疗作用的临床观察[J]. 中国中西医结合肾病杂志，8（9）：548-549.

15. 复方川芎胶囊

准字号　国药准字 Z20000035

组成　川芎，当归。

功效　活血化瘀，通脉止痛。

适应证　糖尿病肾病、糖尿病心脏病。用于冠心病稳定型心绞痛属心血瘀阻证者。

服用方法　口服。4 粒/次，3 次/日，饭后服用或遵医嘱。

不良反应　尚不明确。

注意事项　孕妇或哺乳期妇女慎用。

参考文献

陈海燕，2012. 复方川芎胶囊联合厄贝沙坦治疗糖尿病肾病患者的疗效观察[J]. 药学实践杂志，30（1）：55-57.

16. 糖脉康颗粒

准字号　国药准字 Z10970026

组成　黄芪，地黄，赤芍，丹参，牛膝，麦冬，葛根，桑叶，黄连，黄精，淫羊藿。

功效　养阴清热，活血化瘀，益气固肾。

适应证　糖尿病性周围神经病变等血管病变。用于气阴两虚血瘀所致的口渴喜饮、倦怠乏力、气短懒言、自汗、盗汗、五心烦热、胸中闷痛、肢体麻木或刺痛、便秘，2 型糖尿病及其并发症见上述症候者。

服用方法　每袋装 5g，口服，1 袋/次，3 次/日。

不良反应　尚不明确。

注意事项　孕妇慎服或遵医嘱。

参考文献

陈皓，郑甜，周琦，2018. 糖脉康颗粒联合鲑鱼降钙素对糖尿病周围神经病变伴骨质疏松患者骨密度、血清25-羟维生素D_3和超氧化物歧化酶的影响[J]. 现代中西医结合杂志，27（17）：1893-1896.
刘宏雅，2009. 糖脉康颗粒联合甲钴胺治疗难治性糖尿病周围神经病变的临床分析[J]. 中国实用医药，4（13）：144-145.
刘晓霞，刘天，何东盈，等，2021. 糖脉康颗粒联合西洛他唑治疗糖尿病周围神经病变的临床研究[J]. 中国医院用药评价与分析，21（5）：560-562，566.

17. 芪蛭降糖胶囊

准字号　国药准字Z10950116

组成　黄芪，地黄，黄精，水蛭。

功效　益气养阴，活血化瘀。

适应证　糖尿病性血管病变的防治。用于气阴两虚、血瘀引起的口渴多饮、多尿易饥、倦怠乏力、自汗盗汗、面色晦暗、肢体麻木；2型糖尿病见上述证候者。

服用方法　口服，5粒/次，3次/日，3个月为1个疗程。

不良反应　尚不明确。

注意事项　①有凝血机制障碍、出血倾向者慎用；②孕妇禁用。

参考文献

朴春丽，刘建伟，李婷，等，2015. 芪蛭降糖胶囊治疗糖尿病周围神经病变临床疗效观察[J]. 中国处方药，(9)：44-44，45.

18. 降糖通脉胶囊

准字号　国药准字Z20025125

组成　太子参，黄芪，黄精，天冬，麦冬，玄参，天花粉，苍术，知母，葛根，黄连，丹参等21味。

功效　养气养阴，活血化瘀，通经活络。

适应证　糖尿病性周围神经病变。用于气阴不足、瘀血阻络所致消渴、多饮、多食、多尿、消瘦、乏力，以及2型糖尿病见上述证候者。

服用方法　口服，3～4粒/次，3次/日；饭后服用或遵医嘱。

不良反应　尚不明确。

注意事项　定期复查血糖。

参考文献

杜艳芳，2010. 甲钴胺联合通脉降糖胶囊治疗糖尿病周围神经病变50例临床观察[J]. 中医杂志，51（S2）：186.
张爱旗，王会芳，李志茹，2012. 通脉降糖胶囊治疗糖尿病周围神经病变临床观察[J]. 现代中西医结合杂志，21（10）：1077-1077，1080.

周孝德，周静，周荣，等，2011. 降糖通脉胶囊治疗血瘀型糖尿病周围神经病变的疗效观察[J]. 医学研究杂志，40（8）：129-132.

19. 木丹颗粒

准字号　国药准字 Z20080033

组成　黄芪，延胡索（醋制），三七，赤芍，丹参，川芎，红花，苏木，鸡血藤。

功效　益气活血，通络止痛。

适应证　糖尿病性周围神经病变。用于气虚络阻证，临床表现为四肢末梢及躯干麻木、疼痛及感觉异常；或见肌肤甲错、面色晦暗、倦怠乏力、神疲懒言、自汗等。

服用方法　饭后半小时服用，用温开水冲服。1 袋/次，3 次/日，4 周为 1 个疗程，可连续服用两个疗程。

不良反应　偶见恶心、呕吐、腹泻等胃肠道反应，一般不影响继续治疗，如较严重请停止服用；偶见皮疹或转氨酶升高，如有发生请停止服用。

注意事项　①本品适用于血糖得到有效控制（空腹血糖 8mmol/L、餐后 2 小时血糖≤11mmol/L）的糖尿病性周围神经病变患者。②本品尚无严重肝肾功能障碍、妊娠妇女、哺乳期妇女、18 岁以下青少年以及 70 岁以上老龄患者等特殊人群的研究数据，如需使用请在医师指导下服用。③定期监测血糖、糖化血红蛋白。

参 考 文 献

常辰，李艳，2017. 木丹颗粒联合甲钴胺治疗糖尿病周围神经病变的临床研究[J]. 中华全科医学，15（5）：792-795.

齐月，于世家，2015. 木丹颗粒联合甲钴胺治疗痛性糖尿病周围神经病变的临床观察[J]. 世界中医药，10（3）：356-358.

吴小芬，罗晓红，徐进，等，2015. 木丹颗粒联合甲钴胺及 α-硫辛酸治疗糖尿病周围神经病变的疗效观察[J]. 中华全科医学，13（12）：1966-1967，2029.

20. 通脉降糖胶囊

准字号　国药准字 Z20026853

组成　太子参，丹参，黄连，黄芪，绞股蓝，山药，苍术，玄参，水蛭，冬葵果，葛根。

功效　养阴清热，清热活血。

适应证　糖尿病性周围神经病变。用于气阴两虚，脉络瘀阻所致的消渴病（糖尿病），症见神疲乏力，肢麻疼痛，头晕耳鸣，自汗等。

服用方法　口服。3 粒/次，3 次/日。

不良反应　尚不明确。

注意事项　尚不明确。

参 考 文 献

张爱旗，王会芳，李志茹，2012. 通脉降糖胶囊治疗糖尿病周围神经病变临床观察[J]. 现代中西医结合杂志，21（10）：1077，1080.

21. 脉管复康胶囊

准字号　国药准字 Z20050719

组成　丹参，鸡血藤，郁金，乳香，没药。

功效　活血化瘀，通经活络。

适应证　糖尿病性周围神经病变及糖尿病大血管病变。用于瘀血阻滞，脉管不通引起的脉管炎、硬皮病、动脉硬化性下肢血管闭塞症，对冠心病、脑血栓后遗症属上述证候者也有一定治疗作用。

服用方法　口服。4 粒/次，3 次/日。

不良反应　尚不明确。

注意事项　经期减量，孕妇及肺结核患者遵医嘱服用。

参考文献

彭少林，杨水冰，杨井金，等，2019. 脉管复康胶囊联合甲钴胺片对糖尿病周围神经病变患者 TCSS 的影响及临床疗效与安全性分析[J]. 中国医师杂志，21（3）：420-422.

彭少林，杨水冰，杨井金，等，2019. 脉管复康胶囊联合甲钴胺片对糖尿病周围神经病变患者血清 Hcy、CysC、hs-CRP 的影响[J]. 实用医学杂志，35（2）：221-225.

22. 脉络宁口服液

准字号　国药准字 Z20023355

组成　牛膝，玄参，石斛，金银花。

功效　清热养阴，活血祛瘀。

适应证　糖尿病性周围神经病变及糖尿病下肢血管病变、糖尿病足等。用于Ⅰ、Ⅱ期动脉硬化性闭塞症及血栓闭塞性脉管炎引起的肢体皮肤发凉、酸胀、麻木、烧灼感、间歇性跛行、静息痛等；急性和亚急性期下肢深静脉血栓形成引起的局部肿胀、疼痛、皮肤温度升高、皮色异常等，以及恢复期轻中度脑梗死引起的半身不遂、口舌㖞斜、偏身麻木、语言不利等。

服用方法　口服。20ml/次，3 次/日。

不良反应　少数患者服药后出现恶心、上腹饱满、便溏等胃肠道反应。

注意事项　①本品应在医生指导下服用。②本品为非溶栓类药物，但具有一定活血祛瘀作用，下肢深静脉血栓形成急性期 7 天内是否应用，建议由医生根据病情决定。

参考文献

张海燕，卞子瑶，2017. 脉络宁口服液联合甲钴胺片治疗老年糖尿病周围神经病变的疗效[J]. 临床神经病学杂志，30（2）：144-146.

23. 消栓通络胶囊

准字号　国药准字 Z10940067

组成　川芎，丹参，黄芪，泽泻，三七，槐花，桂枝，郁金，木香，山楂，冰片。

功效　活血化瘀，温经通络。

适应证　糖尿病性外周血管病变。用于气虚血瘀所致的中风中经络恢复期，症见半身不遂、言语謇涩；轻中度脑梗死恢复期及原发性高胆固醇血症见上述证候者。

服用方法　口服。6 粒/次，3 次/日。

不良反应　本品有恶心、呕吐、腹痛、腹泻、头晕、头痛、皮疹、瘙痒等不良反应报告。少数患者服药后可出现轻度胃痛、尿蛋白阳性，血肌酐升高。

注意事项　忌食生冷、辛辣、动物油脂食物；阴虚内热、风火、痰热证突出者慎用。

参考文献

周晓晖，徐比萍，2007. 消栓通络胶囊治疗糖尿病外周血管病变的临床观察[J]. 中国热带医学，7(8)：1394.

24. 杞菊地黄丸

准字号　国药准字 Z43020318

组成　熟地黄，山茱萸，山药，茯苓，牡丹皮，泽泻，枸杞子，菊花。

功效　滋肾养肝。

适应证　糖尿病性视网膜病变。用于肝肾阴亏，眩晕耳鸣，羞明畏光，迎风流泪，视物昏花。

服用方法　口服，9g/次，2 次/日。

不良反应　尚不明确。

注意事项　①忌不易消化食物。②感冒发热患者不宜服用。③高血压、心脏病、肝病、糖尿病、肾病等慢性病严重者应在医师指导下服用。④儿童、孕妇、哺乳期妇女应在医师指导下服用。⑤服药 4 周症状无缓解，应去医院就诊。⑥对本品过敏者禁用，过敏体质者慎用。⑦本品性状发生改变时禁止使用。⑧儿童必须在成人监护下使用，将本品放在儿童不能接触的地方。⑨如正在使用其他药品，使用本品前请咨询医师或药师。

参考文献

邢尧，吴美初，丁珊，等，2023. 杞菊地黄丸治疗糖尿病视网膜病变疗效和安全性的 Meta 分析[J].中医眼耳鼻喉杂志，13（3）：140-144.

25. 芪明颗粒

准字号　国药准字 Z20090036

组成　黄芪，葛根，地黄，枸杞子，决明子，茺蔚子，蒲黄，水蛭。

功效　益气生津，滋养肝肾，通络明目。

适应证　2 型糖尿病视网膜病变单纯型，用于中医辨证属气阴亏虚、肝肾不足、目络瘀滞者，临床表现为视物昏花、目睛干涩、神疲乏力、五心烦热、自汗盗汗、口渴喜饮、便秘、腰膝酸软、头晕、耳鸣。

服用方法 开水冲服。1袋/次，3次/日。疗程为3～6个月。

不良反应 个别患者用药后出现胃脘不适，皮疹，瘙痒等。

注意事项 孕妇慎用。①服用本药期间仍需服用基础降糖药物，以便有效控制血糖。②服用本药期间应忌食辛辣油腻食物。③脾胃虚寒者，出现胸闷、胃肠胀满、食少便溏或痰多者不宜使用。④个别患者服药后出现ALT的轻度升高，尚不能完全排除与本品有关。⑤服药期间出现胃脘不适、大便稀溏者，可停药观察。⑥与大剂量养阴生津、活血化瘀中药合用，或与大剂量扩张血管药物合用，应咨询有关医师。

参考文献

方健，吕红，张晓丹，等，2022. 芪明颗粒治疗非增殖性糖尿病性视网膜病变临床研究[J]. 新中医，54（8）：97-99.

李红典，李明轩，张文华，等，2022. 芪明颗粒联合羟苯磺酸钙治疗非增殖性糖尿病视网膜病变有效性及安全性的Meta分析[J]. 世界科学技术（中医药现代化），24（6）：2361-2369.

26. 双丹明目胶囊

准字号 国药准字Z20080062

组成 女贞子，墨旱莲，山茱萸，山药，丹参，三七，牡丹皮，泽泻，茯苓，红土茯苓，牛膝。

功效 益肾养肝，活血明目。

适应证 2型糖尿病视网膜病变单纯型，用于中医辨证属肝肾阴虚、瘀血阻络证者，症见视物模糊、双目干涩、头晕耳鸣、咽干口燥、五心烦热、腰膝酸软。

服用方法 口服。4粒/次，3次/日。饭后温开水送服，疗程为4个月。

不良反应 尚不明确。

注意事项 ①临床试验期间个别病例服用药后出现红色丘疹、胃部不适、ALT轻度升高，无法判断与药物的关系。②用本品治疗期间，应同时使用降糖药控制血糖，使血糖控制在较为正常或基本正常的水平并相对稳定。

参考文献

刘文娜，苏艳，夏燕婷，等，2022. 双丹明目胶囊治疗2型糖尿病视网膜病变的有效性和安全性评价[J]. 中国中医眼科杂志，32（5）：348-353.

秦裕辉，李芳，涂良钰，等，2010. 双丹明目胶囊治疗糖尿病视网膜病变的多中心临床研究[J]. 湖南中医药大学学报，30（1）：46-51.

27. 和血明目片

准字号 国药准字Z20073062

组成 蒲黄，丹参，地黄，墨旱莲，菊花，黄芩（炒炭），决明子，车前子，茺蔚子、女贞子，夏枯草，龙胆，郁金，木贼，赤芍，牡丹皮，山楂，当归，川芎。

功效 凉血止血、滋阴化瘀、养肝明目。

适应证　2型糖尿病视网膜病变眼底出血，用于阴虚肝旺，热伤络脉所引起的眼底出血。

服用方法　口服。5片/次，3次/日。

不良反应　可能出现恶心、呕吐等胃肠系统反应，也可能出现皮疹、瘙痒等反应。

注意事项　①孕妇及哺乳期妇女慎用。②儿童应在医生指导下服用。

参考文献

戴维智，郝晓琳，刘桦，等，2011. 和血明目片治疗糖尿病视网膜病变性眼底出血的临床研究[J]. 湖南中医药大学学报，31（2）：20-22.

王梅，2016. 和血明目片联合丹红化瘀口服液对糖尿病视网膜病变出血的临床观察[J]. 陕西中医，37（7）：876-877.

28. 复方血栓通胶囊

准字号　国药准字Z20030017

组成　三七，黄芪，丹参，玄参。

功效　活血化瘀，益气养阴。

适应证　2型糖尿病视网膜病变，用于血瘀兼气阴两虚证的视网膜静脉阻塞，症见视力下降或视觉异常、眼底瘀血征象、神疲乏力、咽干、口干；以及用于血瘀兼气阴两虚的稳定性劳累型心绞痛，症见胸闷、胸痛、心悸、心慌、气短、乏力、心烦、口干。

服用方法　口服。3粒/次，3次/日。

不良反应　个别用药前谷丙转氨酶异常的患者服药过程中出现谷丙转氨酶增高，是否与服用药物有关，尚无结论。

注意事项　过敏体质者慎服。

参考文献

陈晓乐，韩金涛，陈晓鹏，等，2017. 复方血栓通胶囊联合卡波金对糖尿病视网膜病变患者血清炎症因子及视野缺损的影响[J]. 现代中西医结合杂志，26（3）：241-244.

马京平，2018. 复方血栓通胶囊联合羟苯磺酸钙治疗早期糖尿病性视网膜病变[J]. 国际眼科杂志，18（2）：305-308.

29. 明目地黄丸

准字号　国药准字Z11020166

组成　熟地黄，酒萸肉，牡丹皮，山药，茯苓，泽泻，枸杞子，菊花，当归，白芍，蒺藜，煅石决明。

功效　滋肾，养肝，明目。

适应证　2型糖尿病视网膜病变。用于糖尿病视网膜病变肝肾阴虚证。

服用方法　口服。1丸/次，2次/日。

不良反应　尚不明确。

注意事项　①忌烟、酒、辛辣刺激性食物。②感冒时不宜服用。有高血压、心脏病、肝病、糖尿病、肾病等慢性病严重者应在医师指导下服用。③儿童、孕妇、哺乳期妇女、年老体弱、脾虚便溏者应在医师指导下服用。④平时有头痛，眼胀，虹视或青光眼等症状的患者应去医院就诊。⑤眼部如有炎症或眼底病者应去医院就诊。⑥用药后如视力下降明显应去医院就诊。服药 2 周症状无缓解，应去医院就诊。⑦对本品过敏者禁用，过敏体质者慎用。⑧本品性状发生改变时禁止使用。⑨儿童必须在成人监护下使用。⑩如正在使用其他药品，使用本品前请咨询医师或药师。

参考文献

汪洋，2016. 明目地黄丸和三七血伤宁胶囊联合西医治疗非增殖期 2 型糖尿病性视网膜病变的观察[J]. 中国中医急症，25（12）：2345-2348.

30. 渴络欣胶囊

准字号　国药准字 Z20090035

组成　黄芪，女贞子，水蛭，大黄，太子参，枸杞子。

功效　益气养阴，活血化瘀。

适应证　2 型糖尿病肾病、糖尿病视网膜病变。用于糖尿病肾病、糖尿病视网膜病变属气阴两虚兼夹血瘀证者，症见咽干口燥，倦怠乏力，多食易饥，气短懒言，五心烦热，肢体疼痛，尿浑浊。

服用方法　口服。4 粒/次，3 次/日，疗程 8 周。

不良反应　尚不明确。

注意事项　①本品是在血糖、血压控制比较理想，即空腹血糖≤7.8mmol/L，餐后 2 小时血糖≤13.0mmol/L，HbA1c≤8%，血压≤160/95mmHg 的状况下使用。本品尚无联合使用血管紧张素转化酶抑制剂（ACEI）和血管紧张素Ⅱ受体拮抗剂（ARB）药物的研究资料。②服药期间定期检测血糖及尿白蛋白，并注意结合饮食控制和体育锻炼等方法综合治疗。③对本品过敏或过敏体质者慎用。④尚无研究数据支持本品可用于孕妇、哺乳期妇女，以及糖尿病酮症酸中毒及严重感染者。⑤本品尚未进行过受试者空腹血糖≥13.9mmol/L 和（或）餐后 2 小时血糖≥16.6mmol/L 条件下的相关研究。⑥本品尚未进行过受试者尿蛋白≥3.5g/24h，血肌酐≥176μmol / L 条件下的相关研究。

参考文献

张文婧，黄珍，陈丛，等，2023. 渴络欣胶囊治疗中重度非增生型糖尿病视网膜病变的初步临床应用研究[J]. 中华眼底病杂志，39（2）：137-144.

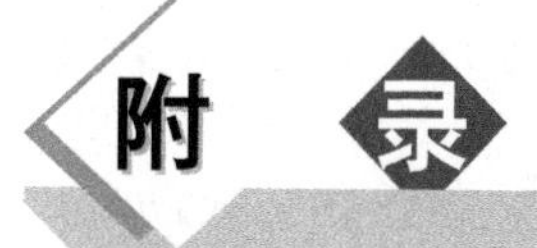

创新植物药桑枝总生物碱片简介

准字号　国药准字 Z20200002

组成　桑枝总生物碱。

功效及药理作用　药理学研究发现，桑枝总生物碱较明确的靶点是抑制小肠 α-葡萄糖苷酶，特别是对双糖酶具有高选择性的精准抑制作用并优于单纯糖苷酶抑制剂，除降餐后血糖作用外，还可作用于胰岛、肝脏、脂肪等多个靶组织，具有保护胰岛 β 细胞功能、改善胰岛素抵抗、降低肝脏脂质堆积、调节肠道微生态与炎症、刺激 GLP-1 分泌、改善糖尿病肾病等多重药理作用。桑枝总生物碱片组分在肠道中具有除抑制 α-葡萄糖苷酶活性外的作用机制，可能直接或间接通过调节营养物质停留和吸收时间，影响肠道菌群微生态及其代谢产物变化，进而影响脑-肠-胰岛轴降糖激素分泌，达到调节脂质吸收及代谢、调节全身炎症状态等作用。另外，药代动力学研究表明，桑枝总生物碱的主要组分在体内的吸收和多个组织的分布情况，也奠定了其在机体发挥多重药理作用的物质理论基础，最终达到其综合抗糖尿病作用及全身获益。除维持血糖稳态外，桑枝总生物碱可对代谢综合征、糖尿病微血管及大血管并发症等适应证有良好的调节作用。桑枝总生物碱片可使肥胖多囊卵巢综合征模型大鼠体质量显著下降，并能显著降低甘油三酯水平。

适应证　配合饮食控制及运动，用于治疗 2 型糖尿病。

服用方法　嚼碎后与第一口或前几口食物一起服用。起始剂量 1 片/次，3 次/日，4 周后递加至 2 片/次，3 次/日。疗程 24 周。

不良反应　临床试验期间受试者用药后出现：常见肠胃胀气、腹胀、腹泻、肝生化学指标升高、血尿酸升高；偶见腹痛、胃肠鸣音异常、恶心、呕吐、腹部不适、头晕、血脂升高、水肿、血肌酐升高、尿路感染。

注意事项

（1）本品临床试验尚无超出说明书用法用量及疗程的有效性和安全性数据。

（2）本品临床试验尚无用于有严重糖尿病并发症症状者、服用降脂药物不规律或剂量不稳定的高脂血症患者、服用或未服用降压药血压控制不佳者、其他内分泌疾病患者如皮质醇增多症或肢端肥大症等人群的有效性和安全性数据。

（3）用药期间应定期监测肝功能、肾功能及血尿酸水平。

（4）用药期间如果发生急性低血糖，不宜使用蔗糖和麦芽糖，而应该使用葡萄糖纠正低血糖反应。

（5）合并使用影响糖代谢药物（如糖皮质激素等）者慎用。

参考文献

刘率男，刘泉，刘玉玲，等. 2020. 桑枝总生物碱片研发历程回顾（二）：现代药理学理念诠释中药的药效特点及药理作用机制[J]. 中国糖尿病杂志，28（8）：635-640.

申竹芳，2021. 桑枝总生物碱治疗糖尿病的研究进展[J]. 中国药理学与毒理学杂志，35（10）：725.

张明子，莫立乾，孙业红，等，2022. 桑枝总生物碱片对肥胖 PCOS 模型大鼠体质量及血脂的影响[J]. 今日药学，32（10）：736-738，800.

Li C，Liu Q，et al. 2023. New anti-diabetic drug Morus alba L.（Sangzhi）alkaloids（SZ-A）improves diabetic nephropathy through ameliorating inflammation and fibrosis in diabetic rats. Front Med（Lausanne），10：1164242.

Qu L，Liang X. 2021. Efficacy and safety of Mulberry Twig Alkaloids Tablet for the treatment of type 2 diabetes：a multicenter，randomized，double-blind，double-dummy，and parallel controlled clinical trial. Diabetes Care，44（6）：1324-1333.